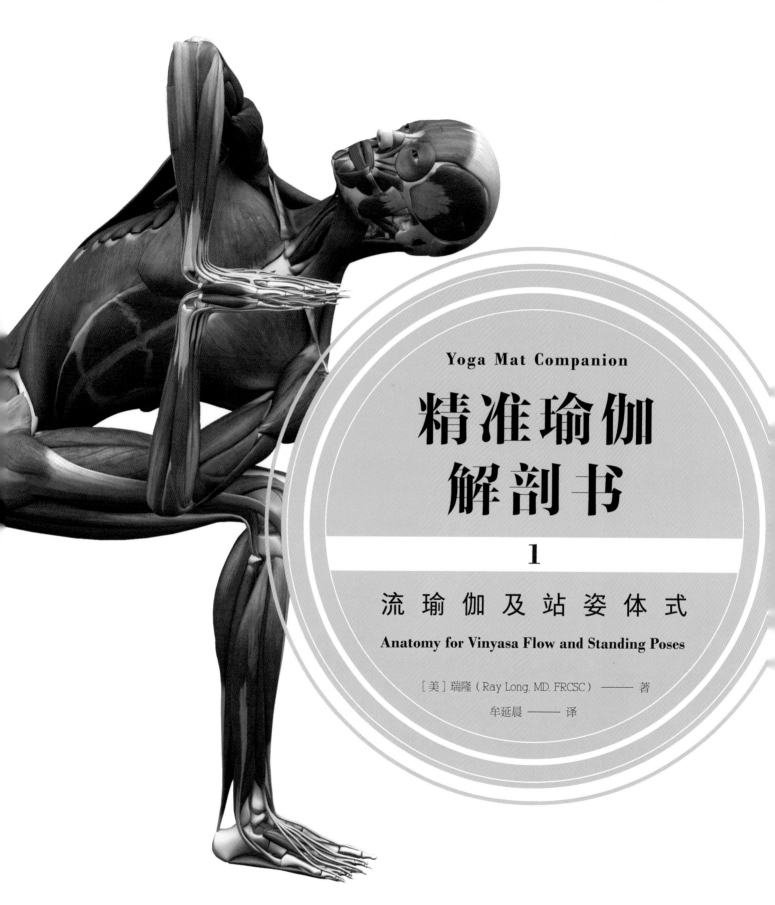

后浪出版公司

Yoga Mat Companion

精准瑜伽
解剖书

1

流瑜伽及站姿体式

Anatomy for Vinyasa Flow and Standing Poses

［美］瑞隆（Ray Long, MD, FRCSC）—— 著

牟延晨 —— 译

中国华侨出版社

中文序

　　一本书给读者的价值在于让阅读者可以领略精彩的内容之外，一定可以让自己得到前所未有的提升。当接到后浪出版公司的邀约之后，内心无比的激动。因为这是一本带有强烈运动色彩的解剖书。自己深耕于《功能解剖学》研究已有7年，对于全世界主流运动的理解和研究，也算是有了一些小的心得和经验。

　　瑜伽和太极作为东方文化的重要组成部分，有太多的相似之处，也有着极其鲜明的迥异。瑜伽无论作为文化还是运动进入中国已经有30年。尤其在近5年，得到了极速发展。各地的瑜伽场馆应运而生，学习瑜伽的人士也是节节提升，但对于精准瑜伽解剖的认知仍然处于一个启蒙的阶段。

　　但我们面临一个不可回避的问题，即正确知识输入依然匮乏，粗糙的应用依然随处可见。而如何去做好传播，做好引入，一本好的书籍就是最好的媒介。我在全国的培训中，很多瑜伽老师一直在跟随我学习，原因很简单：她们更需要一个了解人体功能的专业老师，去教她们学习，让她们领略人体的神奇，领略瑜伽作为一项运动不但可以影响不良的身体，同时也可以影响浮躁的内心。

　　瑜伽人对于学习的渴望远远超出我的预料，她们对于自己严格的要求，对于客户负责的态度，每时每刻都在影响着我。翻开这本书，除了精美的3D解剖体式分析，作者更是细腻地阐述每个细节，从基本到过渡，从过渡到提升。可谓是近年来难得的一本关于瑜伽类的功能解剖书籍。

翻看完毕，轻轻地放下这本书，头脑里浮现的是一幕幕那些受伤的瑜伽人，在经过正确的知识纠正后，慢慢回到自己喜爱的瑜伽中。如果这本书能够更早的让她们知道，或许那一切的不美好都不会发生。

瑜伽在我浅薄的理解中，它是一项美而神圣的运动，美是因为它会让您慢慢地发现从体态到内心，从傲娇到审视自己不足。神圣是因为它是一种文化的传播，一种能够触动内心深处的修为。它会让很多习练者开始慢慢改变，这种改变是正向的，也接触到了许多因为爱瑜伽，而辞去令人羡慕的工作，专门从事瑜伽教学惠及更多的瑜伽人。

人生不是我们做成了什么，而是我们能够为自己，为社会付出了什么。但这一切，都源于我们能否有一本好的书籍，让我们正确认识自己的不足，从而让自己发生知识架构的改变。当知识架构搭好地基，成长的代价就会越来越小。

广东医科大学·李哲人体科学工作室

目　录

简　介

　　《精准瑜伽解剖书》丛书专为让读者理解瑜伽的功能解剖学而设计。虽然所有的瑜伽体式都是有内在联系的，但是为了便于学习，我们根据它们的一般形式，将瑜伽体式分成了几大类。作为这套丛书的第一本，本书展示了如何将解剖学、生理学等知识与流瑜伽及站姿体式相结合。在练习流瑜伽时，我们将重复一组基础的串联体式，在这个基础串联体式中间，再个别加入其他体式。这一充满活力的有氧运动将呼吸和身体活动结合到一起，从而产生热量，使肌肉、肌腱和韧带得到热身，还可以出汗排毒。在高温室内练习流瑜伽会增强这一效果。在本书的第一部分，我们将讨论如何将解剖学、生理学等知识应用到流瑜伽练习中。

　　流瑜伽之后是对站姿体式的介绍。学习哈他瑜伽，就是从这些基础姿势入门的，这些姿势拉伸和强化下肢肌肉，打开髋部和骨盆。通过这一练习，日常的站立行走等活动会变得更舒适轻松。锻炼下肢的肌肉和关节也可以刺激控制该区域的神经中枢，增加腰骶神经丛的电流活动。电流活动的增加反过来会启动细微身（subtle body）的第一、第二脉轮（chakra），帮助消除我们自出生以来累积的能量阻碍。正是这种生物力学、生理学及能量过程的相结合，使瑜伽与其他形式的运动区分开。

如何使用本书

　　练习瑜伽就像穿过一系列的门，每一扇门后面都藏着体式的新可能性。打开第一扇门的关键是理解关节位置。一旦理解了关节位置，就可以找到产生体式姿势过程中需要启动的肌肉和被拉伸的肌肉。关节摆正的关键是启动正确的肌肉。可以先从原动肌（prime mover muscles）开始，启动原动肌会使骨骼处于正位。深入体式的关键，是练习者运用生理学知识，使在体式中得到拉伸的肌肉伸长。关注相应的关键点，练习者的姿势会自动到位，瑜伽的益处也会显现出来。这些关键点包括：增强灵活性、提高意识、身心愉悦以及深入的放松。

　　本丛书的内容具有固定结构。每本书关注一个特定的体式类型，并包含以下内容：

- **关键概念：**描述特定体式背后的生物力学和生理学原则。
- **收束瑜伽法则：**可以提高体式灵活性、力量性和精确性的五步骤。
- **体式介绍：**体式的详细描述。
- **动作索引：**解释身体动作，列出每种动作关联的肌肉群。
- **解剖学索引：**以图解的方式介绍骨骼、韧带和肌肉（展示了肌肉的起端、止端和动作）。
- **术语解释**
- **梵文发音与体式索引**
- **中英文体式名称索引**

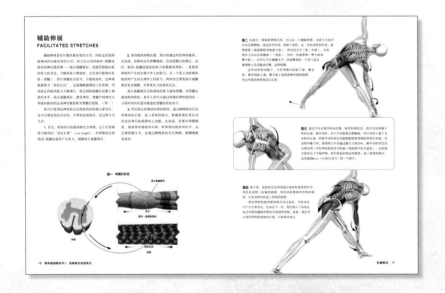

图一 关键概念部分向大家展示如何应用生物力学和生理学知识完成体式。要先读这一部分，并经常回到这一部分，能做到温故而知新。

图二 每个体式的第一页都会展示此体式相应的关节基本动作和身体姿势，并提供此体式的梵文名称和中文名称。该页可以帮助你学习体式的基本形式和各项细节。

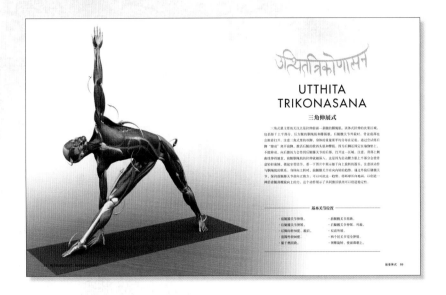

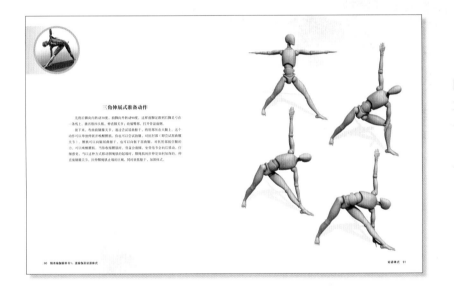

图三 准备动作部分用来引导你进入体式。如果你是瑜伽新手，或者身体略微僵硬，那么就可以做其中一种变式。一般来说，变式和最终要完成的体式应用的肌肉是相同的。不管你用的是哪种变式，都能受益。

图四 每个体式都配有一系列步骤，指明如何启动肌肉、摆正关节，结尾则归纳了所有伸展的肌肉。收缩的肌肉以不同程度的蓝色表明，其中原动肌颜色最深，伸展的肌肉标以红色。体式介绍这一部分可以帮助练习者掌握每种体式的解剖学知识。

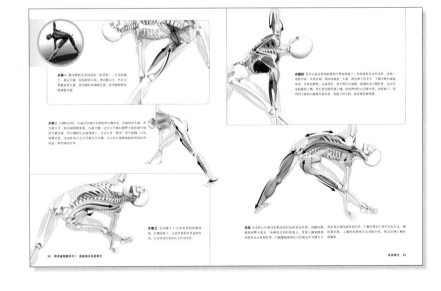

练习指南

美国帕森斯设计学院的诺姆·弗里曼（Norm Fryman）是我最喜欢的老师之一，在他的课程一开始会让学习者了解三个关键特质：常识、纪律和关注细节。这三个关键特质对任何事业的成功都很重要。以下是几条建议，关于如何将这三点应用到瑜伽练习中。

一、常识。不要强迫身体进入体式。在很多瑜伽姿势中，练习者的关节会达到运动范围的极限。强迫身体进入体式可能会伤害关节周围的软骨、韧带和肌肉。本书提供如何利用生理学安全地排除障碍，增加关节灵活性的方法。应用这些指南，设计一套属于自己的练习方式。"条条大路通罗马"，要善于运用生物学知识，而不是强迫自己做到某个体式。

二、纪律。瑜伽是关于自由的学问——行动自由、思想自由、能量流动自由。因此，应保持适度而有纪律的练习，平衡练习的强度与持续性。短期的定期练习要强于高强度的疯狂练习。短时间持续性的练习会将瑜伽融入到你的生活，进而带来长期转变，也会打开能量通道。

练习者可以利用现代科技，用一个定时器辅助练习。实际上，瑜伽大师艾扬格（B. K. S. Iyengar）经常使用秒表进行练习。我发现定时器是一个非常有价值的工具，因为它可以使练习者均匀地练习两侧。使用定时器同样还会对体式设定时限（比如30秒）。当定时器一响，我就结束了这一体式，不会再去想它。定时器就如同老师（guru）一般。

另一个应用纪律原则的方式是在摊尸式之后，马上花时间回想刚才的练习过程。想想哪些地方做得很好，自己是怎么进步的，然后就放下，不再去管它。瑜伽老师可以在课程结束后采用同样的方式回顾课程。这种反思时间虽短，却可以将练习固化到你的神经回路中。记住，潜意识会在你不练习的间隙，将你的努力铭记在身体之中。有意识的反思将练习整合到无意识中，使效果倍增。

三、关注细节。艺术史学家阿比·沃伯格（Aby Warburg）曾说过："上帝藏在细节里。"练习哈他瑜伽时，若能体式正确，身体的锻炼将带你进入身心合一的境地。练习者在呼吸和移动时，身体会发生化学变化，满足、放松的感觉油然而生。我们的凝视点（drishti）一旦与这些化学变化相结合，心灵则能获得安宁和平静。本丛书提供肌肉激活、伸展的路线图，并提供一连串步骤指引，使你可以应用在每个体式练习中。如果你将凝视点放在控制关节姿势的肌肉上，你的体式姿势和准确度将会提高，心灵状态也会随之提升。

关键概念

KEY CONCEPTS

主动肌和拮抗肌的关系：交互抑制
AGONIST / ANTAGONIST RELATIONSHIPS: RECIPROCAL INHIBITION

一般来说，主动肌（agonist）和拮抗肌（antagonist）的关系是，关节两侧的肌肉一侧收缩，一侧伸展，造成生物力学的一阴一阳交互状态。一块肌肉收缩，使关节运动到适当的角度，而另一块肌肉对抗这种运动，在运动过程中伸展开来。比如说，在膝关节伸展的过程中，收缩的股四头肌是主动肌，而伸展的腘绳肌是拮抗肌。与之相似，当膝关节弯曲时，腘绳肌是主动肌，股四头肌是拮抗肌。在生物力学上，肌肉收缩造成关节活动；在生理学上，这便会产生交互抑制。当大脑向主动肌发出收缩信号时，它同时也会向拮抗肌发出信号，令其放松。这就是生理学上的一阴一阳交互状态。理解主动肌和拮抗肌的这种主要关系，是做好体式的关键之一。因此，了解肌肉和肌肉的活动非常重要。我们会在书中以插图形式向你展示这种关系。

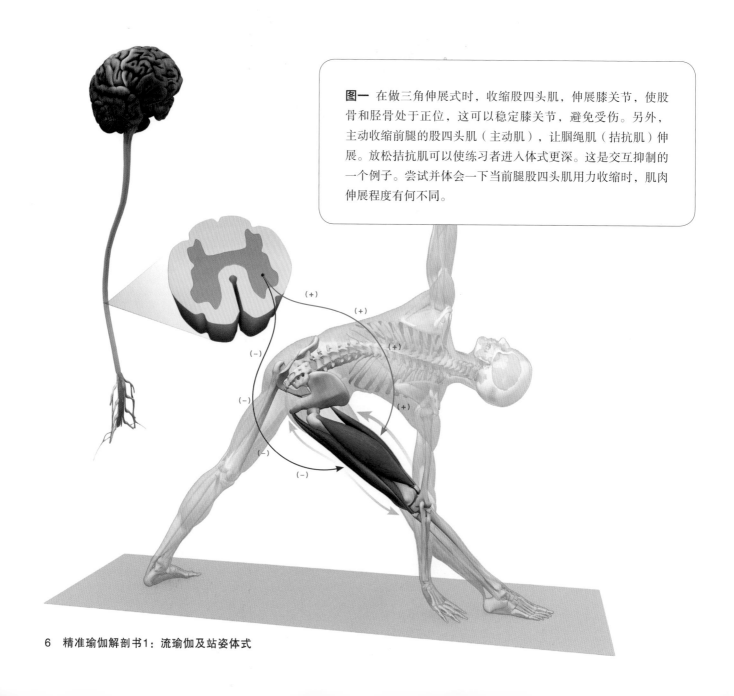

图一 在做三角伸展式时，收缩股四头肌，伸展膝关节，使股骨和胫骨处于正位，这可以稳定膝关节，避免受伤。另外，主动收缩前腿的股四头肌（主动肌），让腘绳肌（拮抗肌）伸展。放松拮抗肌可以使练习者进入体式更深。这是交互抑制的一个例子。尝试并体会一下当前腿股四头肌用力收缩时，肌肉伸展程度有何不同。

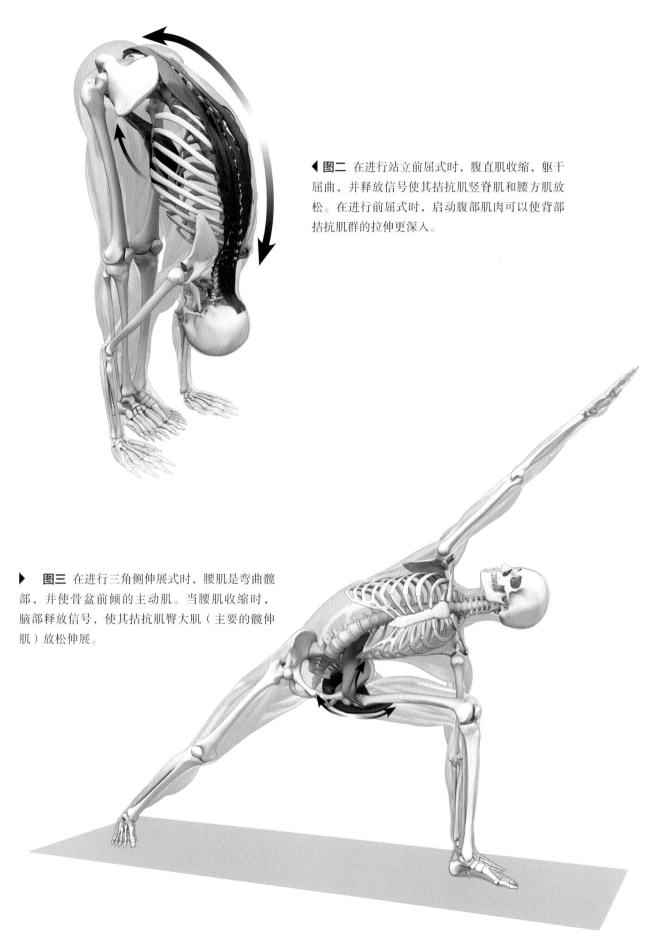

◀ **图二** 在进行站立前屈式时，腹直肌收缩，躯干屈曲，并释放信号使其拮抗肌竖脊肌和腰方肌放松。在进行前屈式时，启动腹部肌肉可以使背部拮抗肌群的拉伸更深入。

▶　**图三** 在进行三角侧伸展式时，腰肌是弯曲髋部，并使骨盆前倾的主动肌。当腰肌收缩时，脑部释放信号，使其拮抗肌臀大肌（主要的髋伸肌）放松伸展。

关键肌肉分离
KEY MUSCLE ISOLATIONS

在练习体式时，肌肉控制关节位置，并调整骨骼进入正位。虽然我们可以利用重力和其他力量做出体式的大致形态，但是激活一定肌肉可以提高动作准确性。原动肌是产生主要关节活动的肌肉。通过分离出关节的原动肌可以雕琢体式。下面是在站姿体式中如何启动关键肌肉的指导。你还可以使用观想法（visualization），观看本书图片，在脑海中想象这块单一的肌肉正在启动。

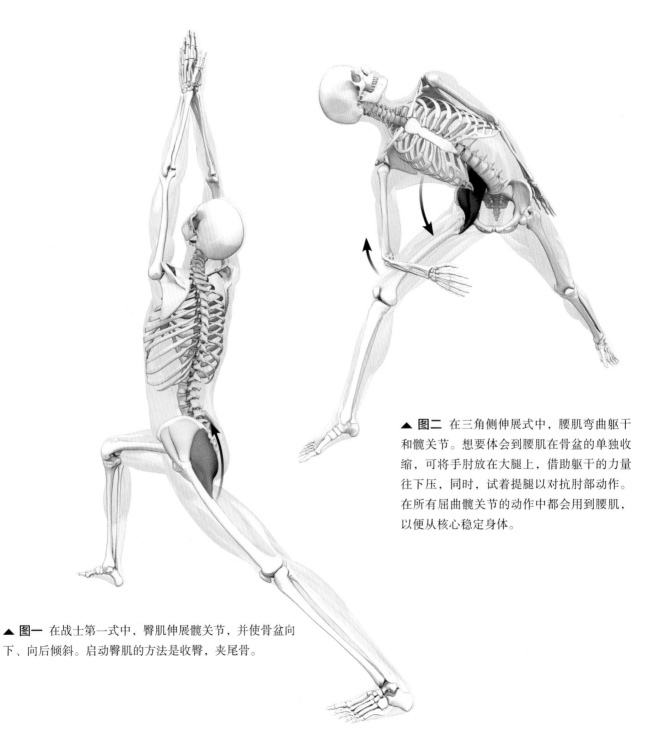

▲ **图二** 在三角侧伸展式中，腰肌弯曲躯干和髋关节。想要体会到腰肌在骨盆的单独收缩，可将手肘放在大腿上，借助躯干的力量往下压，同时，试着提腿以对抗肘部动作。在所有屈曲髋关节的动作中都会用到腰肌，以便从核心稳定身体。

▲ **图一** 在战士第一式中，臀肌伸展髋关节，并使骨盆向下、向后倾斜。启动臀肌的方法是收臀，夹尾骨。

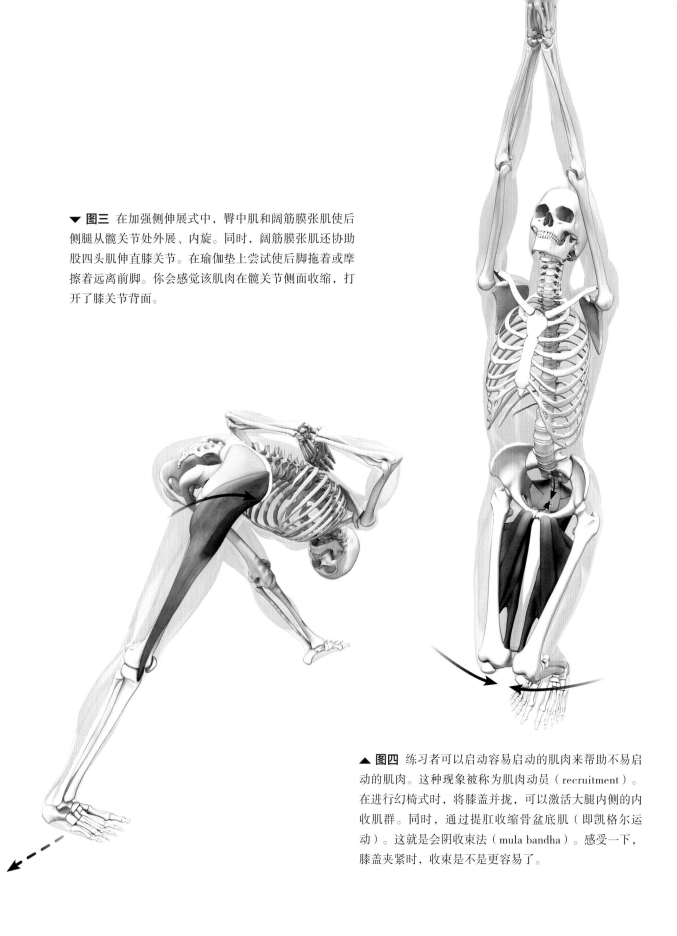

▼ **图三** 在加强侧伸展式中，臀中肌和阔筋膜张肌使后侧腿从髋关节处外展、内旋。同时，阔筋膜张肌还协助股四头肌伸直膝关节。在瑜伽垫上尝试使后脚拖着或摩擦着远离前脚。你会感觉该肌肉在髋关节侧面收缩，打开了膝关节背面。

▲ **图四** 练习者可以启动容易启动的肌肉来帮助不易启动的肌肉。这种现象被称为肌肉动员（recruitment）。在进行幻椅式时，将膝盖并拢，可以激活大腿内侧的内收肌群。同时，通过提肛收缩骨盆底肌（即凯格尔运动）。这就是会阴收束法（mula bandha）。感受一下，膝盖夹紧时，收束是不是更容易了。

肌肉共同激活
KEY CO-ACTIVATIONS

中国古代智慧之书《易经》第52卦"艮卦"，同瑜伽练习有相通之处。根据卫礼贤（Richard Wilhelm）的译文，"艮卦"的要义是"动中取静"。我们运动，使身体完成不同的体式，但最终我们是在体式中寻求静止和稳定。肌肉共同激活是达到这种宁静状态的一种方式。有很多方式进行共同激活，但所有的方式都需要同时收缩两块或多块肌肉。比如说，在站立式中，我们可以通过同时收缩前腿的腰肌和后腿的臀大肌来稳定骨盆，骨盆的稳定继而传送到身体的其他部分。（图一）

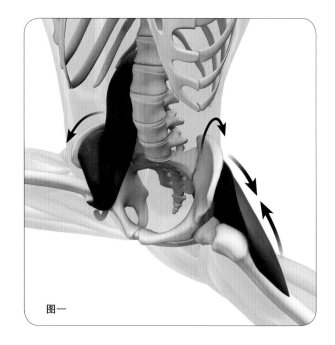

图一

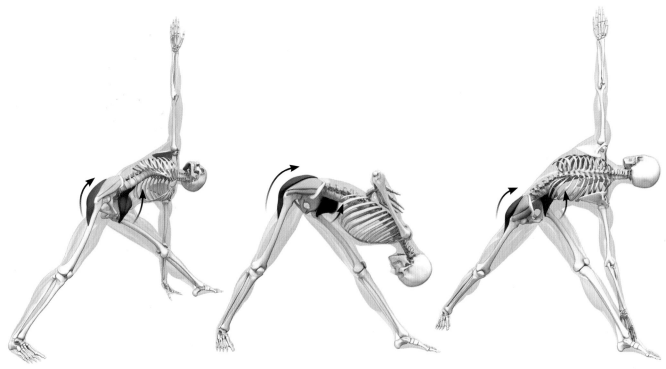

图二 这三张图展现了运用一系列逐步转动骨盆的站姿体式同时激活腰肌和臀大肌的动态过程。练习者可以用这种方式将体式串联起来，以唤醒对这两块核心肌肉的有意识控制，特别是对腰肌的控制。这种新建立起来的有意识控制可以允许练习者在其他体式中也直接收缩这两块肌肉，使躯干弯曲更深入，提高稳定性。

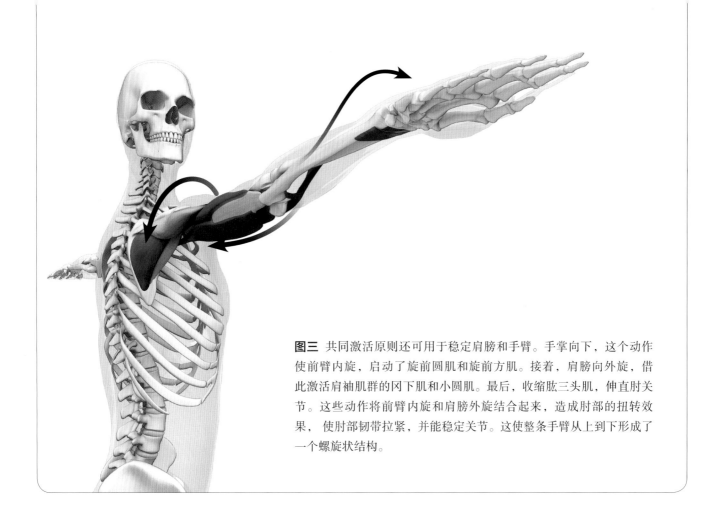

图三 共同激活原则还可用于稳定肩膀和手臂。手掌向下，这个动作使前臂内旋，启动了旋前圆肌和旋前方肌。接着，肩膀向外旋，借此激活肩袖肌群的冈下肌和小圆肌。最后，收缩肱三头肌，伸直肘关节。这些动作将前臂内旋和肩膀外旋结合起来，造成肘部的扭转效果，使肘部韧带拉紧，并能稳定关节。这使整条手臂从上到下形成了一个螺旋状结构。

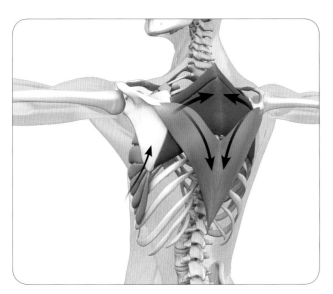

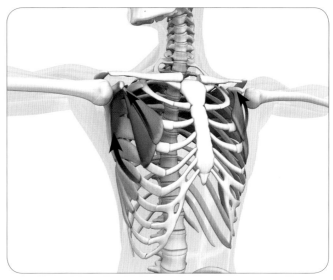

图四 练习者可以共同激活呼吸辅助肌，以扩张胸腔，打开胸部，增加肺通气量。首先，收缩菱形肌，使肩胛骨收向脊柱。这有助于稳定肩胛骨，同时扩胸。保持这一姿势，然后收缩胸小肌。练习者可以通过尝试把肩膀向前绕找到这块肌肉。菱形肌和中斜方肌将肩胛骨拉向身体中线，并稳定肩胛骨。胸小肌收缩的力就传到其位于胸腔的起端，并将胸腔提起。下斜方肌将肩膀向后下方拉动。激活前锯肌可以再进一步扩张胸腔。练习者会发现自己的呼吸更深了。

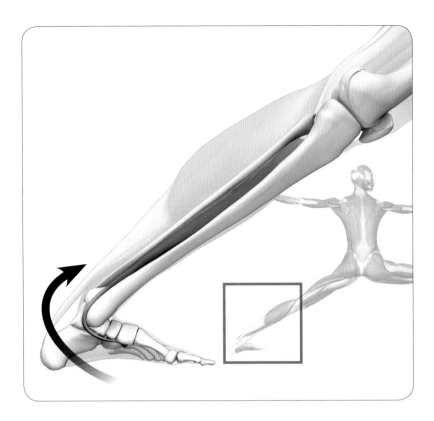

图五 练习站姿体式的时候，练习者的足部和踝关节连接练习者与地面。要善于运用肌肉共同激活，以稳定这一身体的基础。将足部向内转，收缩胫骨后肌提起足弓。该肌肉连接下肢的两块骨头（胫骨和腓骨），可稳定踝关节。首先，激活胫骨后肌，然后启动拮抗肌腓骨长肌和腓骨短肌（位于下肢外侧）。将跖球压向垫子，就能感受到腓骨肌的收缩。感受下这组主动肌和拮抗肌群如何通过共同收缩来稳定下肢、踝关节和足部。

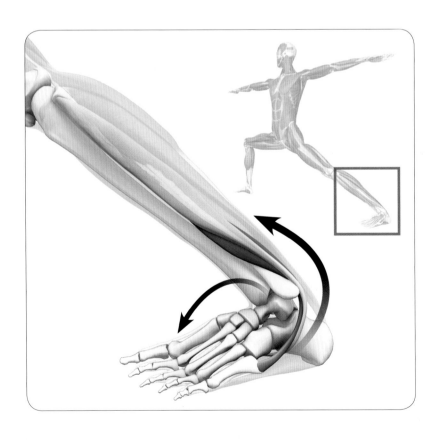

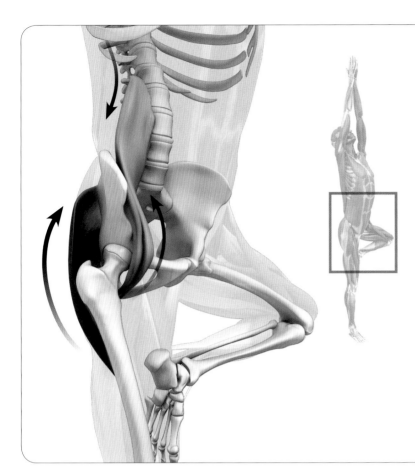

图六 单腿站立的体式中，共同激活腰肌和臀大肌，可以从前到后稳定骨盆。在练习中，在脑海中观想自己正在收缩这两大肌肉。

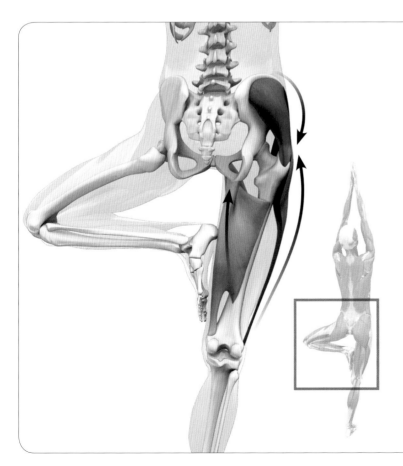

图七 在像树式这样单腿站立的体式中，我们会自动应用共同激活。臀中肌和阔筋膜张肌是外展肌，一般用于让髋关节远离中线。然而，当我们单腿站立时，臀中肌和阔筋膜张肌会将骨盆的髂骨往下拉。如果这两块肌肉不启动，骨盆会转向站立腿一侧，进行该体式的人就会失去平衡。在进行树式时，将一只手放在髋部的外侧，你可以感到阔筋膜张肌和臀中肌收缩。另外，大腿内侧的内收肌也会共同收缩，进一步稳定骨盆和髋部。进行该体式时，观想这些肌肉。

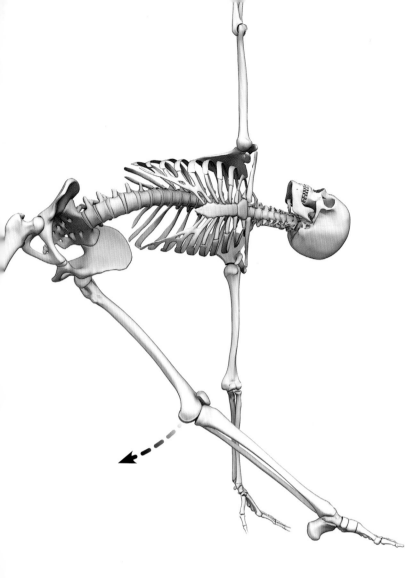

图八 在瑜伽课中，老师有时候会指导练习者"拥抱大腿骨"。这也是共同激活的一个例子。练习者可以利用一系列线索单独启动大腿骨周围不同的肌肉，以达到该效果。该技巧还可用来纠正膝盖过度伸展。先找出腘绳肌，要点是稍稍弯曲膝盖，并尝试将前脚轻轻向后脚的方向擦或拖。垫子会阻止前脚移动，但腘绳肌会启动。腘绳肌是膝屈肌，收缩腘绳肌可以防止过度伸展。然后，保持肌肉张力，收缩股四头肌，伸直膝关节。从图片可以看出，主动肌腘绳肌和拮抗肌股四头肌跨过膝关节，围绕着股骨。同时激活腘绳肌和股四头肌会形成一种"环抱"效果，防止膝关节过度伸展。

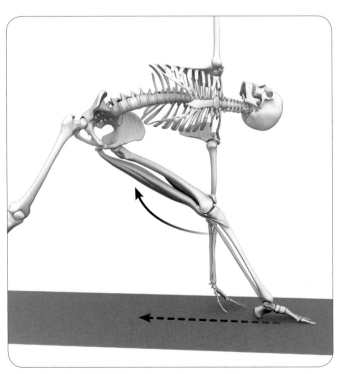

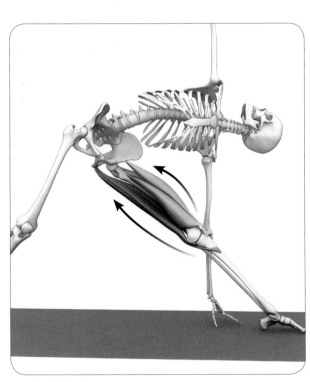

收束
BANDHA

"bandha"是梵文，意指"锁定""稳定"。在瑜伽体式中，共同收缩肌肉可以创造出锁定，或者称"收束"。比如说，在进行三角扭转侧伸展式时，练习者将上半身转向一个方向，下半身转向另一个方向。

有意识地使用转动躯干的肌肉，比如背阔肌、三角肌后束以及肩膀上的冈上肌和冈下肌。要启动这些肌肉，可将手肘抵住膝盖，带动胸部扭转。同时，收缩后腿的臀大肌，向外转动髋部。感受一下这两个动作结合如何形成躯干的扭转效果，使体式更深入和稳定。这就是收束的一个例子。

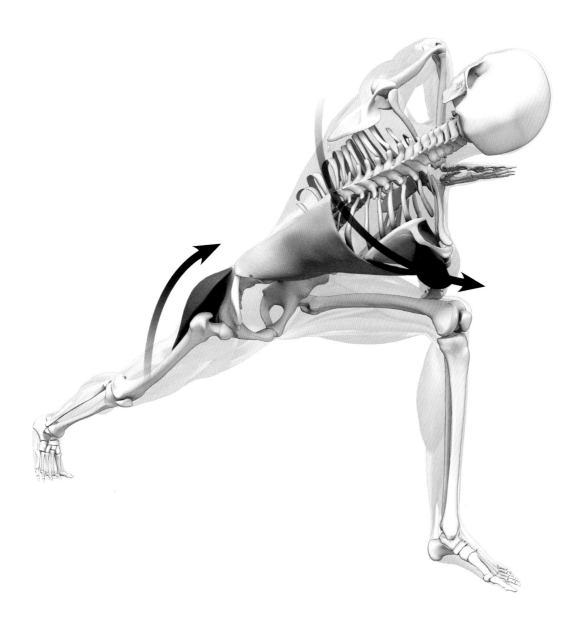

辅助伸展
FACILITATED STRETCHES

辅助伸展是拉长肌肉最有效的方式，因此也是加深瑜伽动作的最有效的方式。该方法会用到肌肉–肌腱连接处的神经感受器——高尔基腱器官。该感受器感应肌肉张力的变化，当肌肉张力增加时，会告知中枢神经系统（脊髓）。然后脊髓发出信号，令肌肉放松，这种现象被称为"放松反应"。这就像断路器的工作原理，用来防止因肌肉张力不断增大，而达到将肌腱从骨骼上剥离的水平。高尔基腱器官、感受神经、脊髓中间神经元和通向肌肉的运动神经被统称为脊髓反射弧。（图一）

你可以使用这种放松反应使肌肉的收缩元素变长。这可以增加你的灵活性，并帮你加深体式。该过程分为几步：

1. 首先，将你的目标肌肉群完全伸展，这个长度被称为肌肉的"设定长度"（set length）。拉伸肌肉会使肌肉–肌腱连接处产生张力，刺激高尔基腱器官。

2. 保持肌肉伸展位置，然后收缩这些拉伸的肌肉。比如说，如果你在拉伸腘绳肌，尝试屈膝以收缩它。这时，肌肉–肌腱连接处的张力来源就有两处：一是肌肉伸展所产生的生物力学上的张力，另一个是主动收缩该肌肉所产生的生理学上的张力。两者结合带给高尔基腱器官更多刺激，并带来有力的放松反应。

高尔基腱器官会将增加的张力通知脊髓，而脊髓会通知肌肉放松。基本上你可以通过收缩拉伸的肌肉在一小段时间内有意识地违抗脊髓的放松命令。

3. 然后停止收缩该拉伸的肌肉，通过刚刚放松反应所增加的长度，进入更深的体式。要确保现在要启动的是拉伸目标肌群的主动肌。比如说，若要拉伸腘绳肌，那就要收缩股四头肌，将伸展的肌肉再拉开。这会伸展膝关节，还通过腘绳肌的交互抑制，使腘绳肌更放松。

图一 脊髓反射弧

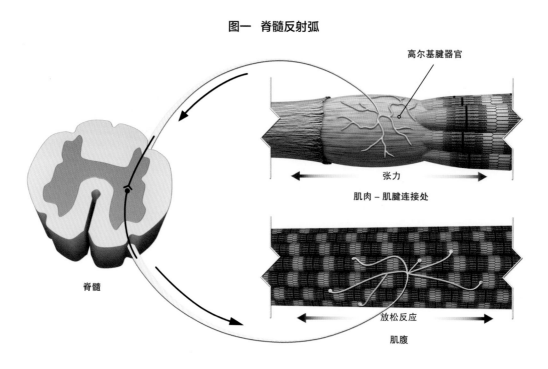

高尔基腱器官

张力

肌肉–肌腱连接处

脊髓

放松反应

肌腹

图二 在进行三角扭转伸展式时，可以试一下辅助伸展。先将下方的手压向足部侧面，通过杠杆作用，使躯干扭转。这一步的动作依次是：前臂旋前（旋前圆肌和旋前方肌），伸直肘关节（肱三头肌），从肩部发力压向足部侧面（三角肌）。同时，收缩臀部（臀大肌和臀中肌），向外打开后腿髋关节。收缩臀部的一个窍门是在瑜伽垫上尝试拖动后脚，远离前脚。

这些动作转动躯干，并拉伸腹内斜肌下端、腹直肌、腹外斜肌上端、腰方肌上端和脊椎的旋转肌群，使这些肌肉伸展到设定长度。

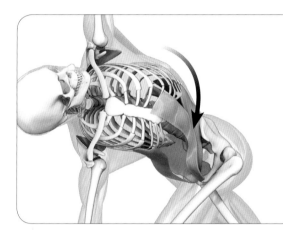

图三 通过手压足部并转动后腿，保持拉伸状态。然后尝试将躯干转回正面，解开动作。由于手还推着足部侧面，所以实际上躯干无法转回正面，但解开动作的尝试能使腹部和背部肌肉等长收缩。尝试转回躯干时，使用的力不易超过最大力的20%。解开动作的尝试会使在图二中拉伸的肌肉变为收缩（因此图中改为蓝色）。在收缩中保持五个平稳呼吸，然后准备拉伸这些肌肉，进入更深的体式。这是瑜伽kriya（行动/行动力）的一个例子。

图四 接下来，把放松反应所创造出来的松弛效果拉开。再次启动图二收缩的肌群，同时放松腹部和背部的肌肉。注意身体如何进入更深的扭转。

将拉伸相似肌肉群的体式结合起来，可使该技巧产生许多变化。比如在下一页，我们展示了如何在龟式中使用辅助伸展技巧找到背伸肌。接着，我们可以利用背伸肌增加的长度，以加深双角式。

图五 在龟式中，将双臂放在双腿之下。启动股四头肌以伸直膝关节。这可以固定胳膊及处于屈曲状态的躯干，这是上肢和下肢相连接的一个例子。收缩肱二头肌，保持肘关节略微弯曲，防止过度伸展。

屈曲躯干，使竖脊肌和腰方肌伸展到设定长度，拉伸这些肌肉，并对肌肉-肌腱连接处产生张力。这是该辅助伸展的第一部分。

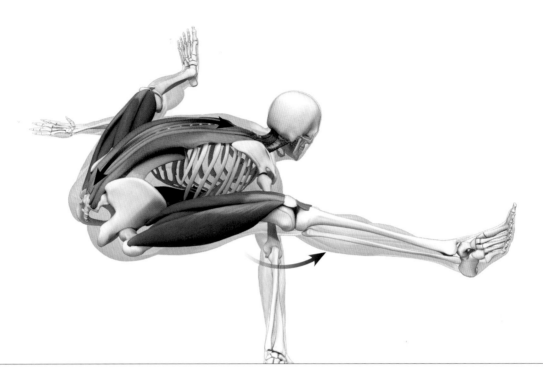

图六 现在，尝试拱背并坐起来（同时启动股四头肌保持躯干屈曲状态）。这会离心收缩脊伸肌，并动员更多高尔基腱器官。拱背的尝试请保持5~8个呼吸，然后激活腹直肌，以屈曲躯干（这会造成背伸肌的交互抑制，使其放松）。收缩股四头肌以伸直膝关节，下压手臂，加深体式。解开体式，在手杖式停留一段时间，通过背伸肌的轻柔收缩来平衡刚才的强力拉伸。

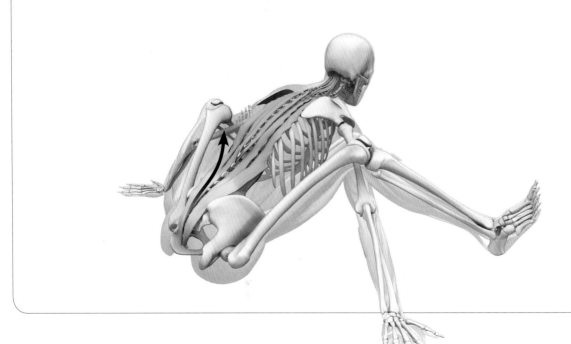

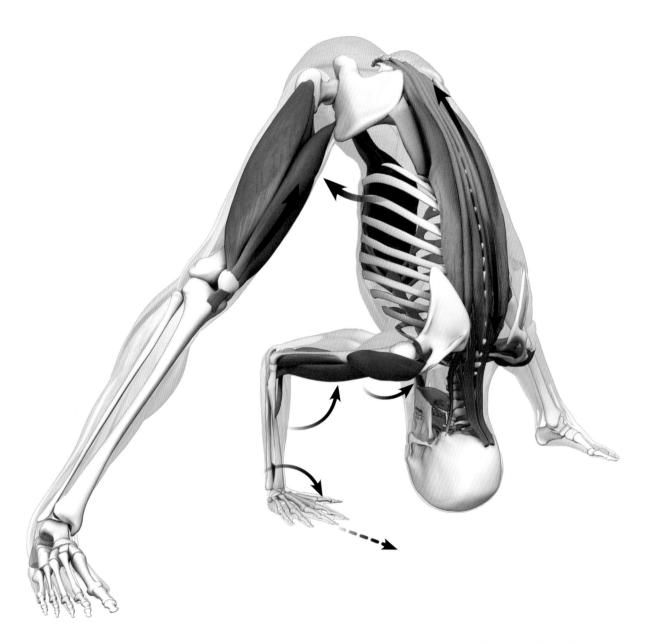

图七 进行双角式。前臂旋前，将掌心压到瑜伽垫上，固定双手。启动肱二头肌，弯曲肘关节。同时，尝试将双手向前"擦"，仿佛要将双手举过头顶。这会激活三角肌前束。收紧腹部，同时收缩股四头肌，以伸直膝关节。注意在龟式中利用辅助伸展使背伸肌准备好，是如何让你可以更深地进入双角式的。

收束瑜伽法则

　　每一种瑜伽体式都有其独特的形式和功能。一个体式中收缩的肌肉在另一个体式中可能就是拉伸的。因此，练习者如果能获得一份指导达到最佳体式的"路线图"，会获益良多。当然，更好的是能够自己创造一份路线图。收束瑜伽法则正是指导你如何达成这一目标。

　　每个体式都有五个要素，即关节位置、为了完成这一体式需要收缩的肌肉、为了完成这一体式需要伸展的肌肉、呼吸以及收束。理解关节位置可以帮助你了解哪些肌肉会产生这一体式。启动原动肌达到体式的大致样子，然后利用协同肌进行完善。一旦你了解了原动肌，你也就能找到拉伸的肌肉。利用生理学技巧伸长这些肌肉，增加肌肉的活动度，加深体式。

　　其次是呼吸。事实上，扩展胸腔几乎有助于每一个体式。结合呼吸的辅助肌以及横膈膜的活动，以增加胸廓的容积。这可以增加血液中的含氧量，并清除细微身的能量阻碍。

　　收束是最后一部分。共同激活那些形塑关节姿势的肌群，你就能在全身上下创造收束。然后将四肢的锁定状态与核心收束相结合。这会使体式稳定，然后使体式法的感受铭记于心。

　　收束瑜伽法则包含五个步骤，教导你如何辨识五项要素，破译任何体式。收束瑜伽法则可以指导你创造一份结合科学和瑜伽的路线图。在接下来的内容中，我会以舞王式为例来展示该法则。

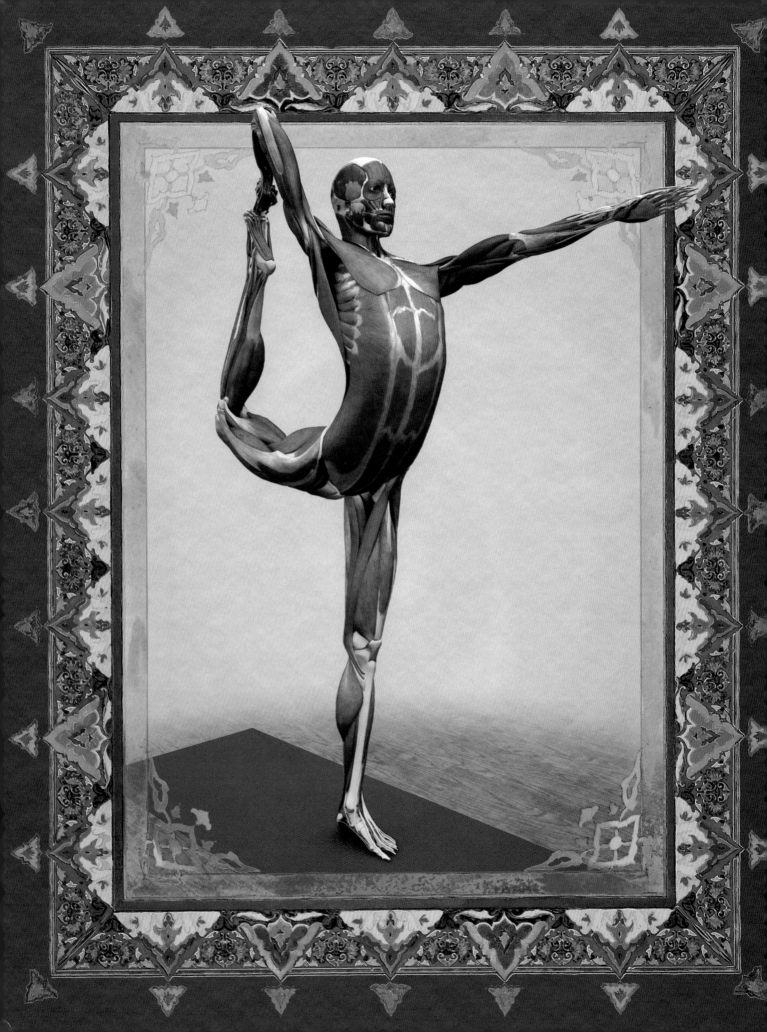

收束瑜伽法则

1

识别体式的关节位置。

2

找出作用于关节进而形塑体式的原动肌。
收缩这些原动肌，稳定骨骼，进入正位。

3

辨识原动肌的拮抗肌。拉伸这些肌肉，以
创造柔韧性。

4

扩展胸腔。

5

创造收束。

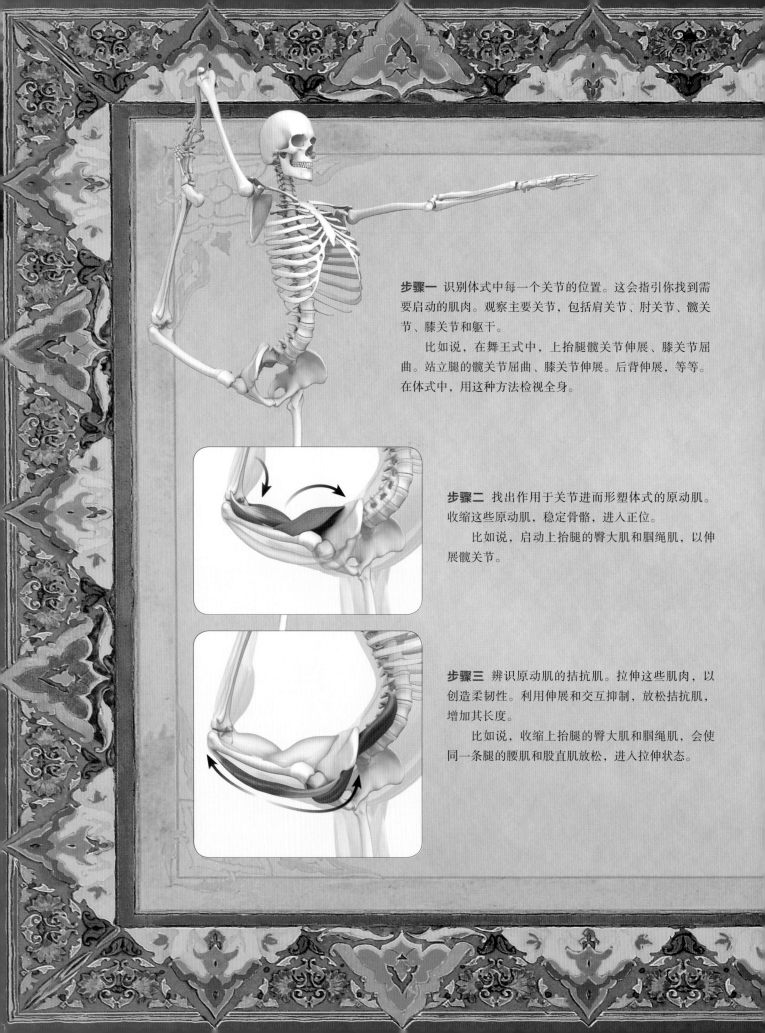

步骤一 识别体式中每一个关节的位置。这会指引你找到需要启动的肌肉。观察主要关节，包括肩关节、肘关节、髋关节、膝关节和躯干。

比如说，在舞王式中，上抬腿髋关节伸展、膝关节屈曲。站立腿的髋关节屈曲、膝关节伸展。后背伸展，等等。在体式中，用这种方法检视全身。

步骤二 找出作用于关节进而形塑体式的原动肌。收缩这些原动肌，稳定骨骼，进入正位。

比如说，启动上抬腿的臀大肌和腘绳肌，以伸展髋关节。

步骤三 辨识原动肌的拮抗肌。拉伸这些肌肉，以创造柔韧性。利用伸展和交互抑制，放松拮抗肌，增加其长度。

比如说，收缩上抬腿的臀大肌和腘绳肌，会使同一条腿的腰肌和股直肌放松，进入拉伸状态。

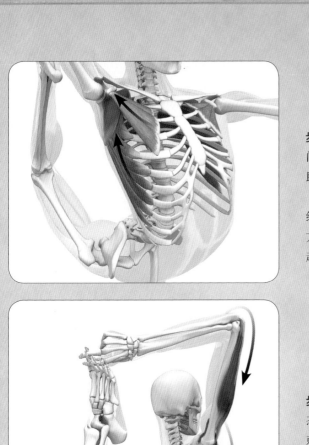

步骤四 扩展胸腔。利用本书教授的窍门，训练自己单独伸展并启动呼吸辅助肌。

比如说，将肩胛骨拉向身体中线，然后启动菱形肌、中斜方肌、下斜方肌、胸小肌和前锯肌，以将胸腔提起来并扩展。

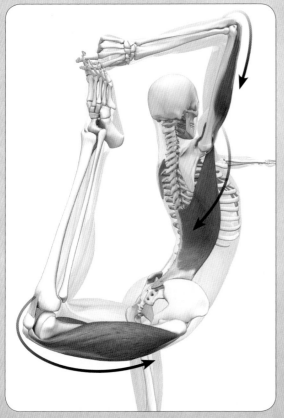

步骤五 创造收束。这能将体式的姿态"锁定"或稳定住，强化肌肉，并刺激神经系统。

比如说，（通过尝试伸直膝关节）启动上抬腿的股四头肌，（通过尝试伸直肘关节）启动握足手臂的肱三头肌。手臂向前拉，以启动背阔肌。在这个姿势保持一两个呼吸，然后进入更深的体式。

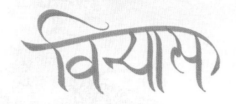

流瑜伽

VINYASA FLOW

流瑜伽将体式一个又一个串联成连续的动作，形成一组流畅的练习。拜日式是流瑜伽的基础，在连续的几轮练习中会不断重复。单独的体式则穿插在这一基础中，创造出多样性。这些单独的体式是每一轮流瑜伽的核心，练习前后则以基础体式衔接，作为每轮练习动作的开始和回归之处。流瑜伽练习的核心是呼吸和动作的协调一致。

流瑜伽对身体的很多层面都颇有助益。这是一类有氧瑜伽，使肌肉通过新陈代谢产生热量。因此，身体表皮血管会舒张，释放热量。同时，人体为了维持正常体温会出汗。两相结合，会使皮肤显得更有光彩，并能排出毒素。练习中会大量出汗，练习者要注意补充足够水分。

流瑜伽中的基础动作会不断重复，每次重复中动作幅度也会不断加深，促进了关节滑液的流动，也将营养成分带到关节软骨。活动肌肉可以提高新陈代谢率，使体温略微上升，增加肌腱和韧带的柔韧性。在重复动作中，交替收缩和伸展肌肉，使血管得到按压和舒展，也会提高血液流量，心血管的流量也会得到增加。呼吸中横膈膜

有节律的收缩和放松，会按摩腹部器官并增强它们的功能。胜利式呼吸法（Ujjayi）还会在体内产生声音的共振，并同宇宙的振动能量相连接，使呼吸声成为练习的背景音乐，如同海浪扑打着满是鹅卵石的海岸。以这种方式呼吸，最终会形成一种自我持续的有韵律的振动。将呼吸和肌肉活动相结合，可以创造一种运动的交响，而这份共鸣也会被练习者带入日常生活之中。

流瑜伽可用于为其他类型的练习热身，或者本身也可以作为一种锻炼。可将流瑜伽理解为一个多层系统，该系统将呼吸、肌肉激活和有节奏运动相结合。从一个体式平顺地转移到下一个体式，并按下文所说，使每轮动作越来越精准。先对主要关节的原动肌进行热身。这些肌肉帮助身体做出每一体式的主要形态。比如，在下犬式中，先收缩股四头肌和肱三头肌，伸直膝关节和肘关节。这一动作会拉伸包括腘绳肌和肱二头肌在内的拮抗肌。有意识的收缩关节的原动肌会通过交互抑制产生拮抗肌放松的生理学效果。随着练习的进行，将其他肌肉也包含进来，使体式更加精准。下面几页将对此以插图形式解说。

胜利式呼吸法
UJJAYI BREATHING

在进行最开始几轮流瑜伽练习时，练习者应关注自己的呼吸。启动呼吸肌群使空气进出肺部，为血液带去氧气，并排出二氧化碳。肺部的肺泡是微型的囊状结构，其薄膜将空气和毛细血管中的血液隔开。这里就是进行气体交换的地方。肺泡本身是有弹性的，吸气时会像气球一样扩大，呼气时又会收缩。循环系统将富含氧气的血液运输至身体的各个组织，在那里氧气被用于新陈代谢。各组织新陈代谢产生的副产品二氧化碳则被运送到肺部，释放入空气中。

呼吸用到的主要肌肉是横膈膜。横膈膜是一块薄薄的圆、如顶般的肌肉，该肌肉将胸腔与腹腔分离。吸气时，横膈膜收缩，圆顶下降变平。这会增加胸腔的体积，通过气管和支气管将气体吸入肺部。横膈膜活动属于无意识活动，所以横膈膜不需要去想就会收缩。练习者也可以通过更快更深地呼吸而有意识地收缩横膈膜。呼气是一个被动过程，是胸腔壁和囊状肺泡回弹的结果。当呼气时，横膈膜放松，回到圆顶形状，胸腔体积变小。

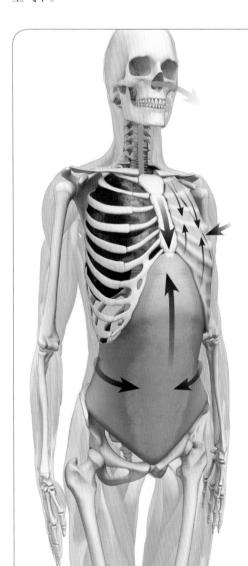

图一 练习流瑜伽时，要使呼气成为一个更主动的过程。可以轻轻收缩腹肌，激活腹直肌和腹横肌。轻轻收缩连接相邻两个肋骨的肋间内肌，收缩胸腔。

收缩腹横肌会增加腹内压，压力增加后，腹腔内器官会上提，抵住横膈膜，帮助肺部呼气。收缩肋间内肌，使肋骨相互靠得更近，因此在呼气的时候缩小了胸腔的体积。

要记得，肺部永远不可能完全排空。在呼吸系统的不可压缩部分，如支气管和气管中，总是有"残气量"。收缩腹部肌肉和肋间肌肉可以排出留在负责气体交换的肺泡中的气体。在进行流瑜伽时，使呼气成为一个更主动的过程，减少肺部的残气量，有助于排出更多新陈代谢产生的二氧化碳。

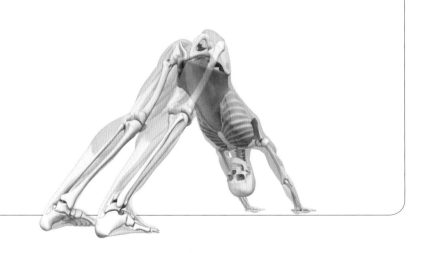

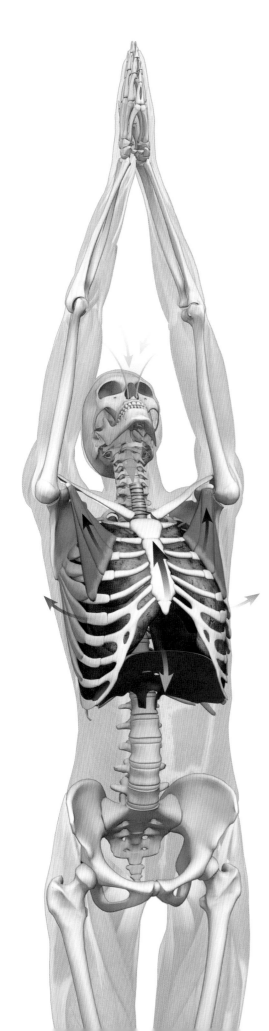

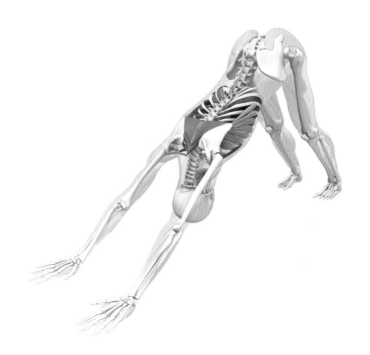

图二 吸气主要由横膈膜带动。膈神经控制横膈膜，这块肌肉既可以有意识活动，也可以无意识活动。横膈膜可以自动活动，但是练习者也可以有意识地控制每次吸气的频率和深度。

当身体需要更多氧气时，脑部可以控制呼吸协同肌启动，增大气体流量。观察短跑运动员赛场上的最后冲刺，可以看到他们会使用颈部、背部、胸部和腹部的肌肉以增大肺容积。当身体需要更多氧气，要排出更多二氧化碳时，会自动这样做。

练习者可以通过训练收缩特定的呼吸协同肌，来增强流瑜伽练习过程中的呼吸深度。我主要利用的组合是菱形肌、胸小肌和前锯肌。首先，启动菱形肌和中斜方肌使肩胛骨拉向中线，收缩下斜方肌将肩膀向后向下拉，这会使胸部向前打开。接着，固定肩胛骨，激活胸小肌和前锯肌，使胸部向上向外展开。若想单独启动胸小肌，可以尝试让肩部向前旋，同时，菱形肌和中斜方肌收缩，阻止肩部活动。这样，胸小肌的收缩力就被传递到它在胸腔的起端，胸腔被上提。想象用手推门的动作，这时会启动前锯肌。注意该动作会如何扩胸。

一开始可能不容易感受到前锯肌和胸小肌用力。因此，建议刚开始练习先简单地"过动作"，做出动作的大体样子。然后不再去想它。在接下来的练习中，只要深呼吸就好。在每轮练习之间，无意识脑会尊重练习者的努力，形成神经回路，让练习者更有效率地激活呼吸协同肌。不要用力过猛，也不要放弃。

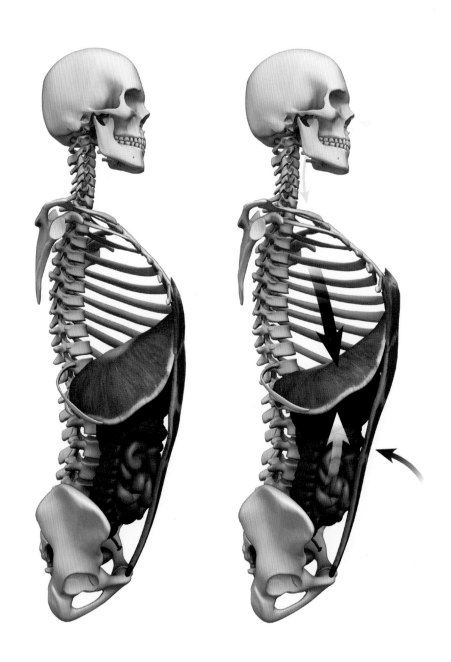

图三 正如挤压腹部给横膈膜一个向上的压力，横膈膜有节奏的收缩变平也会挤压和按摩腹部器官。然后当横膈膜放松，回到圆顶形，腹部器官也会被上拉。这使充满血液的肝窦和脾窦都产生一种"泵式"活动，增强了肝脾的血液循环，帮助血液排毒。肠道周围的淋巴系统得到按摩，刺激了免疫系统。瑜伽式呼吸对胃部和肠道的有节律泵式作用，促进了消化和排泄。

练习流瑜伽时，轻轻收缩腹肌，同时也能升高腹内压力。压力增加后，会对横膈膜收缩变平产生抵抗作用，使横膈膜得到锻炼和强化。

图四 声门位于咽部和气管之间，是两瓣声带围绕着的开口。练习者可以通过收缩声带肌肉缩小该开口。开口尺寸变小，会造成湍流气流，产生胜利式呼吸法标志性的声音。该声音在胸腔形成共鸣，在这里胸腔的作用就如同一个音响。胜利式呼吸法产生的有节律声音会让人想起海滩上的波浪声（所以有时也被称为"海洋式呼吸"）。

空气通过鼻窦和咽部上血液充足的黏膜时会变温暖。在声门创造湍流气流会增加气流与黏膜接触的时间，使其更温暖。这是进行呼吸控制法（pranayama）的基础之一。

最后，练习瑜伽时进行胜利式呼吸有一个生物力学方面的益处。声门开口变窄，会对进入肺部的气流形成一定抵抗，因此横膈膜要稍微更用力以吸入空气，这样横膈膜就得到一点锻炼。运用瑜伽的呼吸方式能增强横膈膜，对日常生活也有益，呼吸会变得更轻盈、更容易。

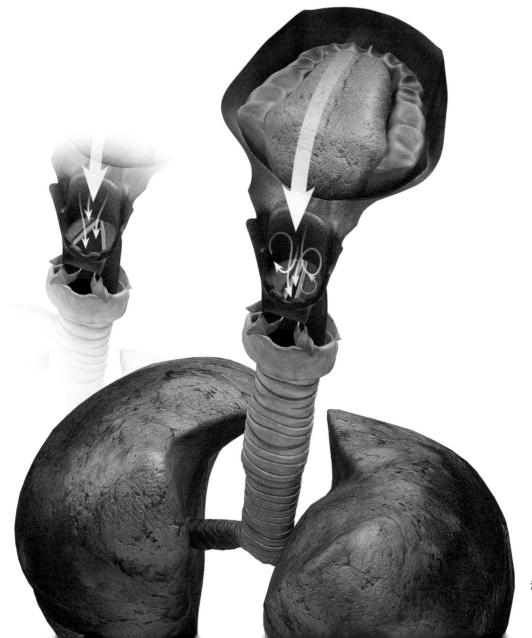

基础体式：山式
TADASANA

接下来的部分将展示流瑜伽每轮动作中会被激活的肌肉。随着身体渐渐热起来，每一轮动作都会加深。反过来，运用图片所示的重点肌群又会进一步完善体式。下面的图号代表在第几轮该注意哪些肌肉。

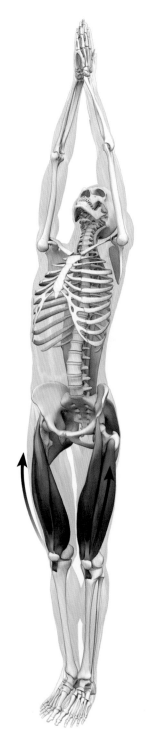

▶ **图一** 最开始，收缩股四头肌。这步的关键是提膝盖骨，伸直膝关节。

▶ **图二** 接下来，收缩臀大肌、竖脊肌和腰方肌，使背部上提，并微微后挺。启动三角肌前束，抬高手臂。做该动作时，练习者可以感受到肩膀前部这些肌肉收缩。收缩肱三头肌，伸直肘关节。三头肌的长头也会旋转肩胛骨。激活该肌肉，练习者可以把手臂抬得更高。

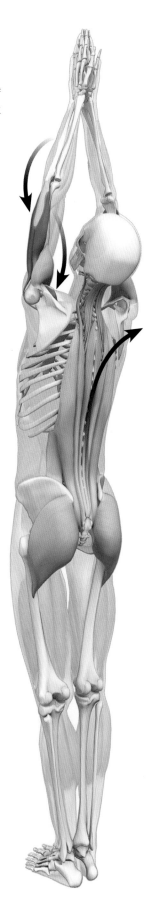

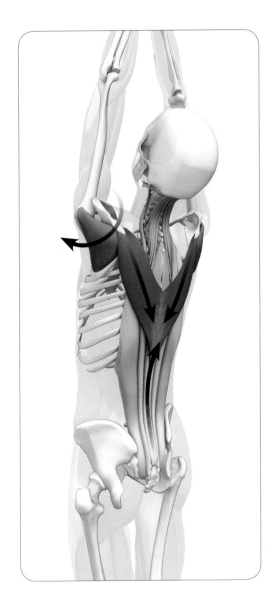

▲ **图三** 收缩下斜方肌，使肩膀下拉，远离耳朵，同时放松颈部。利用该图片在脑海中观想该肌肉。收缩旋转肌群中的冈下肌和小圆肌，向外旋转肩关节。

▼ **图四** 收缩小腿外侧的腓骨长肌和腓骨短肌，将跖球压向瑜伽垫。然后尝试将脚底向两侧拉，但是由于瑜伽垫的摩擦力，两脚并不会动。但是向外打开腿的努力会激活阔筋膜张肌和臀中肌。这些负责使大腿向内旋转的肌肉，会使股骨向内，并使膝盖骨朝前。

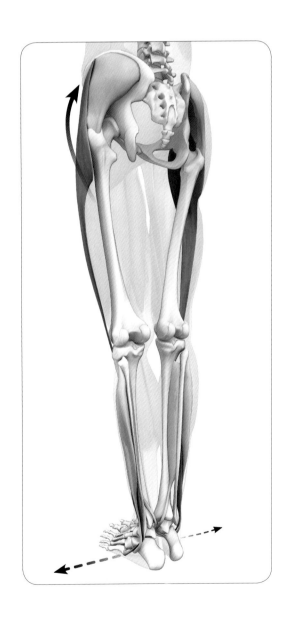

基础体式：站立前屈式
UTTANASANA

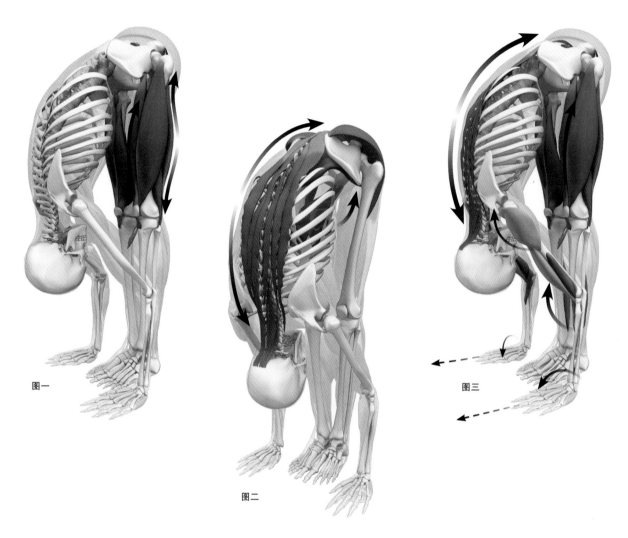

图一   图三

图二

图一 当向前弯曲进入站立前屈式时，激活股四头肌。通过练习，慢慢增加该肌肉进入这个体式时的收缩力。这个动作可以打直膝关节，拉伸腘绳肌。股四头肌用力也会对腘绳肌产生交互抑制，使腘绳肌放松以拉伸。

图二 下一轮练习中，启动髋屈肌（腰肌及其协同肌）和腹肌，使髋关节弯曲，躯干前弯。尝试着将躯干挤向大腿，以收缩腰肌。激活这些肌肉，臀大肌、竖脊肌和腰方肌都会得到信号，放松以拉伸。

图三 将食指根部往下压，将手牢牢固定在瑜伽垫上。收缩三角肌前束和肱二头肌，尝试将手向远离脚的方向推。因为手是固定的，不会移动，这些肌肉的收缩就会使躯干弯曲程度更大，更进一步进入该体式。当深入该体式时，收缩股四头肌，创造收束。由于交互抑制，这会使腘绳肌放松以进入拉伸状态。

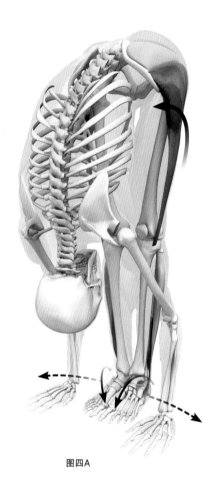

图四A

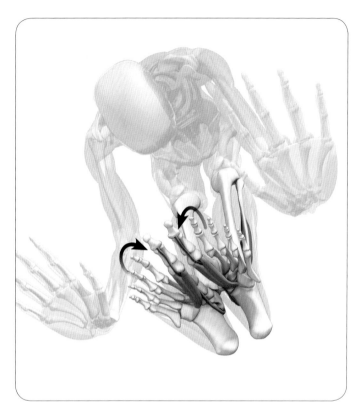

图四B

图四A 在此轮练习中，收缩下肢外侧的腓骨肌，将双脚的跖球压向瑜伽垫。然后尝试将双脚分开，这会启动阔筋膜张肌和臀中肌。该尝试会使大腿内旋，使膝盖骨面向正前方。

图四B 进行该体式时，骨盆容易后移。可将大脚趾的趾腹向瑜伽垫按压，以对抗骨盆的后移。这会启动趾屈肌。注意该动作如何使骨盆向前，使其回到脚踝正上方。

基础体式：四肢支撑式
CHATURANGA DANDASANA

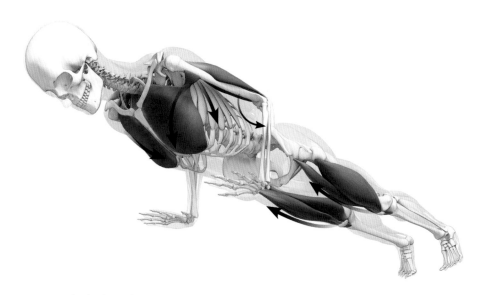

▲ **图一** 一般来说，我们会从站立前屈式往后跳或走，进入四肢支撑式。当身体放低时放松，在最后一刻，激活胸大肌，使上半身和地面保持距离。练习者可以通过尝试将手肘互相接近找到该肌肉。同时，激活前锯肌，稳定肩胛骨，防止肩胛骨离开后背往上凸出，形成翼状。使用该图观想前锯肌的收缩。通过激活肱三头肌支撑肘部，防止肘部弯曲超过90度，保持前臂与地面成直角。启动股四头肌伸直膝关节。这一步的窍门是将膝盖骨向骨盆方向提。

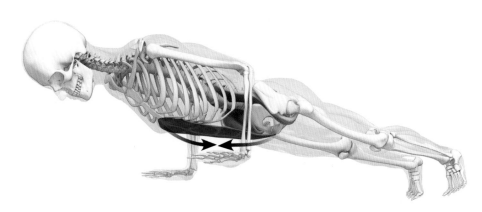

▲ **图二** 当身体放低进入四肢支撑式时，身体可能会有下沉的倾向。要事先考虑到这一点，并准备好如何应对。当身体往后跳时放松身体，然后在身体往下掉之前收缩腹直肌和腰肌，支撑身体中段和盆骨，使身体像平板一样保持水平。

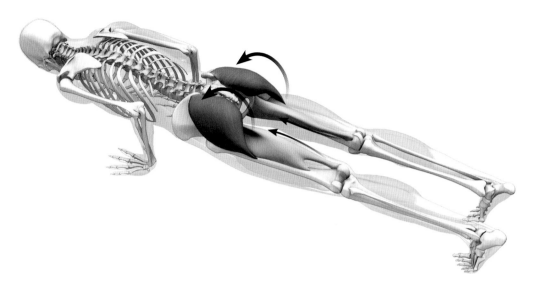

▲ **图三** 收缩主要髋伸肌、臀大肌来平衡腰肌的屈髋动作，会在骨盆周围产生相互对抗的力，创造收束。激活大收肌，以协同臀大肌。大收肌可以将双腿收在一起，也能伸展髋关节。找到这块肌肉的办法是尝试轻轻并拢双腿。

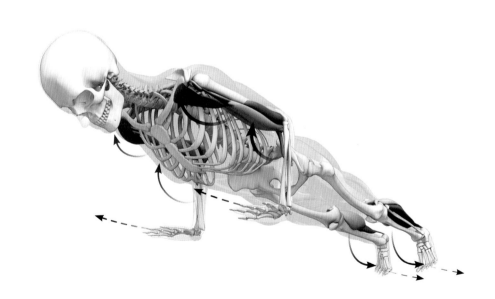

▲ **图四** 进行几轮串联动作作为热身之后，尝试将手掌向前"擦"，同时双脚后蹬（如同短跑运动员蹬起跑器）。将食指根部压向瑜伽垫，启动前臂的旋前圆肌和旋前方肌。然后，尝试弯曲肘关节，将手向前擦，以激活肱二头肌、肱肌和三角肌前束。肘部实际上不会弯曲，手掌也不会活动，但是收缩这些肌肉产生的力使肩膀和上肢变得稳定。脚向后蹬会激活小腿上的腓肠肌和比目鱼肌，稳定踝关节。手向前擦、双脚后蹬，这两个动作的整体效果是创造贯穿全身的收束状态，可以使该体式变得稳定。

基础体式：上犬式
URDHVA MUKHA SVANASANA

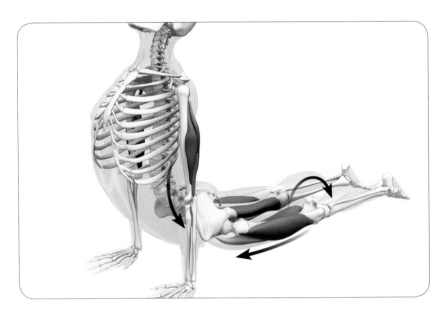

▲ **图一** 收缩肱三头肌和股四头肌，以伸直肘关节和膝关节，进入上犬式的大体姿势。

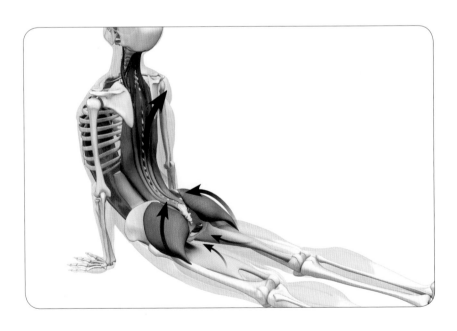

▲ **图二** 下一轮，收缩臀大肌，收紧臀部。该动作会伸展髋关节，并同时给髋屈肌（腰肌及其协同肌）释放信号，让其通过交互抑制进入放松状态。同时，注意启动内收大肌，该肌肉是臀大肌的协同肌，有助于伸展髋关节。轻轻将双腿相互靠拢，可以激活该肌肉。

接着，将注意力移动到背部，收缩躯干内的脊伸肌，包括竖脊肌和腰方肌。收缩这些肌肉会对躯干前的腹肌造成交互抑制，使其放松、拉伸。

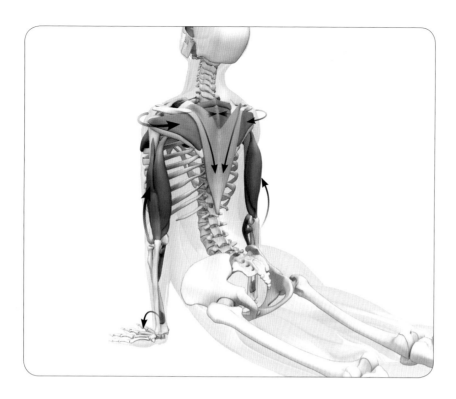

▲ **图三** 现在来关注手臂和肩膀。食指手丘按向垫子，启动旋前圆肌和旋前方肌。启动肱三头肌，以伸直肘关节。然后，激活旋转肌群的冈下肌和小圆肌，外旋上臂。用这种方式，创造两种相反的运动——内旋前臂与外旋上臂。两种旋转一结合，手臂就会产生一种螺旋式的收束状态，稳定了双臂。

这一步骤的最后，收缩菱形肌和下斜方肌，将肩胛骨向中间集中，往下背部拉动。这一动作会打开胸部，释放颈部压力。

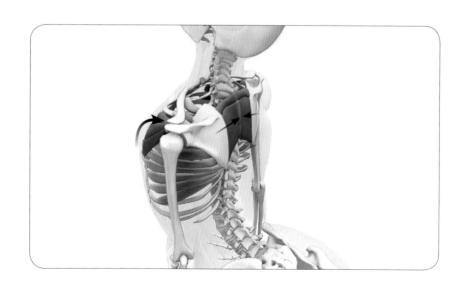

▲ **图四** 最后，使用呼吸辅助肌以扩胸。启动菱形肌保持肩胛骨不动。然后收缩胸小肌，向上拉提胸腔，并启动前锯肌使胸腔向外扩展。进入上犬式时，呼吸要深，这些肌肉可以帮助你做到。

基础体式：下犬式
ADHO MUKHA SVANASANA

放松身体，在下犬式中做五次深呼吸。每次呼吸时，按照下面的指导依次训练不同的身体部位。

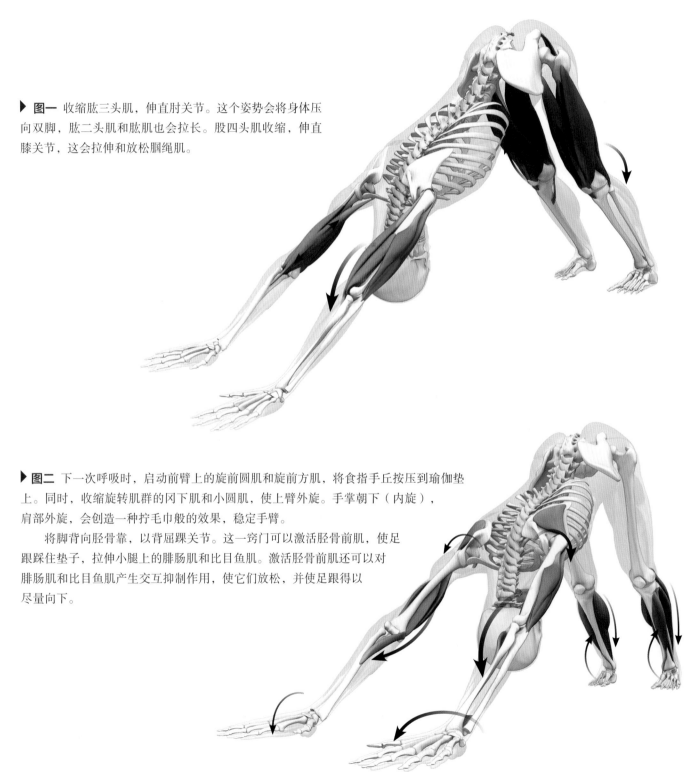

▶ **图一** 收缩肱三头肌，伸直肘关节。这个姿势会将身体压向双脚，肱二头肌和肱肌也会拉长。股四头肌收缩，伸直膝关节，这会拉伸和放松腘绳肌。

▶ **图二** 下一次呼吸时，启动前臂上的旋前圆肌和旋前方肌，将食指手丘按压到瑜伽垫上。同时，收缩旋转肌群的冈下肌和小圆肌，使上臂外旋。手掌朝下（内旋），肩部外旋，会创造一种拧毛巾般的效果，稳定手臂。

将脚背向胫骨靠，以背屈踝关节。这一窍门可以激活胫骨前肌，使足跟踩住垫子，拉伸小腿上的腓肠肌和比目鱼肌。激活胫骨前肌还可以对腓肠肌和比目鱼肌产生交互抑制作用，使它们放松，并使足跟得以尽量向下。

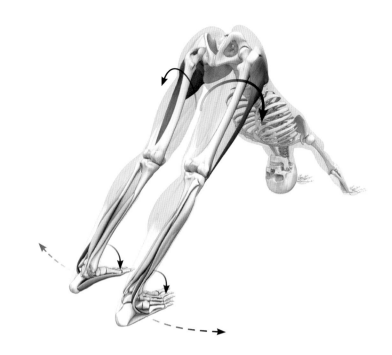

▲ **图三** 接着，将跖球压向瑜伽垫，启动小腿两侧的腓骨长肌和腓骨短肌。然后尝试将足部向两侧拖曳。足部还位于原地，但是这个窍门使髋部两侧的外展肌（臀中肌和阔筋膜张肌）收缩。这些肌肉起始端位于髂嵴上，所以用这种方式收

缩这些肌肉会拉动髂嵴，放松骶髂关节，这样骶骨可以稍稍前倾。注意这一步如何加深你的体式。这些主要的髋外展肌同样会内旋大腿骨。结果就是，当它们收缩时，股骨会轻微内旋，使膝盖骨朝前。

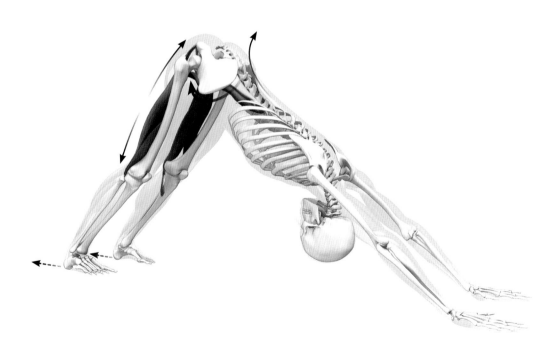

▲ **图四** 收缩腰方肌和竖脊肌以伸展腰椎和腰肌，进而屈曲髋关节，完成下犬式。这些肌肉同样会使骨盆前倾。激活下背部，使骨盆前倾，然后屈曲髋关节，将腘绳肌起始

端——坐骨结节向上拉。这一动作会拉伸腘绳肌。同时，激活股四头肌，对腘绳肌产生交互抑制作用，使它们放松进入下犬式的最终部分。

基础体式：跳跃
JUMPING THROUGH

　　流瑜伽的基本串联动作可以改变，以配合坐姿和仰卧体式，比如坐姿前弯或后弯体式。在这些变式中，我们不再回到山式站立，而是走或跳着穿过双臂之间，来到手杖式。要做到这一点，需要训练上半身、躯干和骨盆的肌肉。你也可以用瑜伽砖，提高身体的高度。

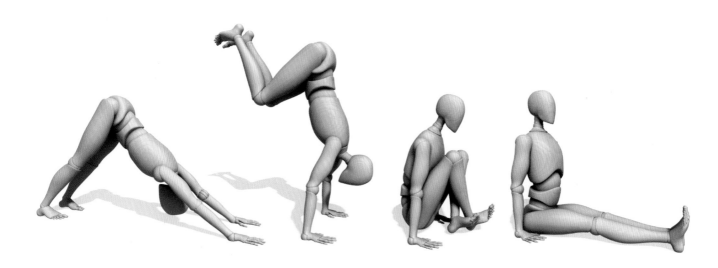

　　▲ **图一** 上面几幅图展示了整个动作序列。由下犬式起跳，抬高腿部，收缩髋关节和背伸肌群（臀大肌和腰方肌），使背部轻轻拱起。这一步对于躯干高过肩膀是关键。这几块肌肉可以提供必要的动力，对这一技巧十分重要。等躯干和骨盆提起来，屈曲髋关节，使双腿穿过双臂之间，如上图所示。

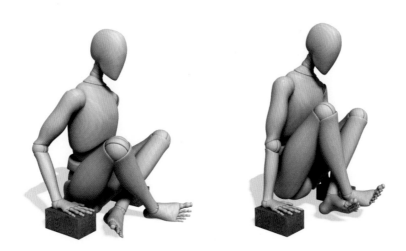

　　▲ **图二** 利用瑜伽砖增加高度，要感受到手臂将身体托举起来的感觉。初始习练者可能还需要脚不离开地面，这没什么问题，即使这样也可以锻炼出抬起双腿所需要的力量，并最终能将双腿提离地面。

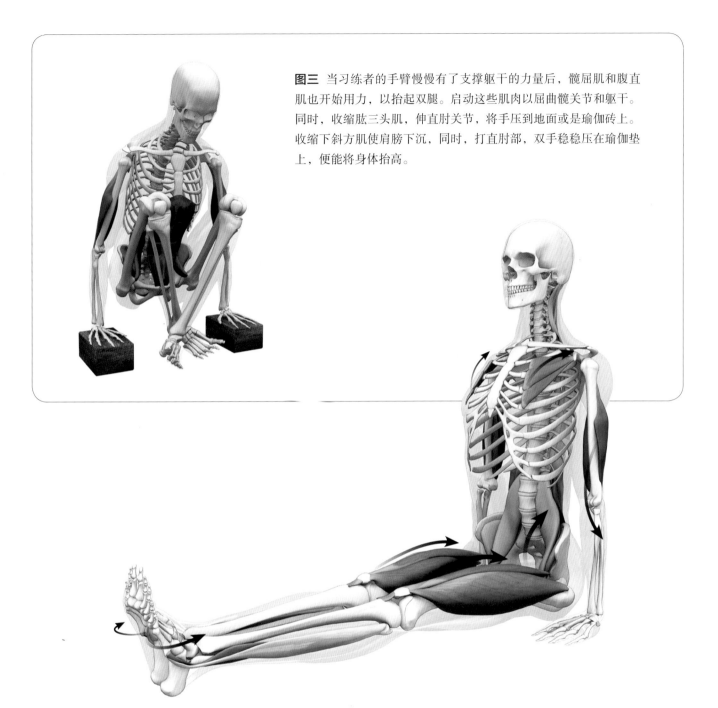

图三 当习练者的手臂慢慢有了支撑躯干的力量后，髋屈肌和腹直肌也开始用力，以抬起双腿。启动这些肌肉以屈曲髋关节和躯干。同时，收缩肱三头肌，伸直肘关节，将手压到地面或是瑜伽砖上。收缩下斜方肌使肩膀下沉，同时，打直肘部，双手稳稳压在瑜伽垫上，便能将身体抬高。

图四 用走或跳的方式进入手杖式。一旦进入这个体式，主动收缩股四头肌以伸直膝关节。双脚脚掌容易内翻。为避免这动作，要将足底向外打开，并且踝关节轻轻外翻。这可以收缩小腿两侧的腓骨肌。接着，通过将脚趾拉向躯干，激活趾伸肌群。外翻踝关节和伸展脚趾这些动作会打开足底。收缩胫骨后肌稳定小腿骨，以进行平衡。这一步可以内翻踝关节，使足弓更灵活。

将注意力移到髋关节，启动腰肌以屈曲髋关节。腰肌也作为腰方肌的协同肌帮助提拉下背部，并使下背部微微拱起。收缩肱三头肌，伸直肘关节，双手下压。收缩前臂旋前肌将双手食指侧压入垫子，然后将重量均匀分布在手掌上。

最后，吸气的时候，收缩菱形肌，将肩胛骨拉向身体中线，向前打开胸部。然后收缩胸小肌和前锯肌以提拉和扩展胸腔。

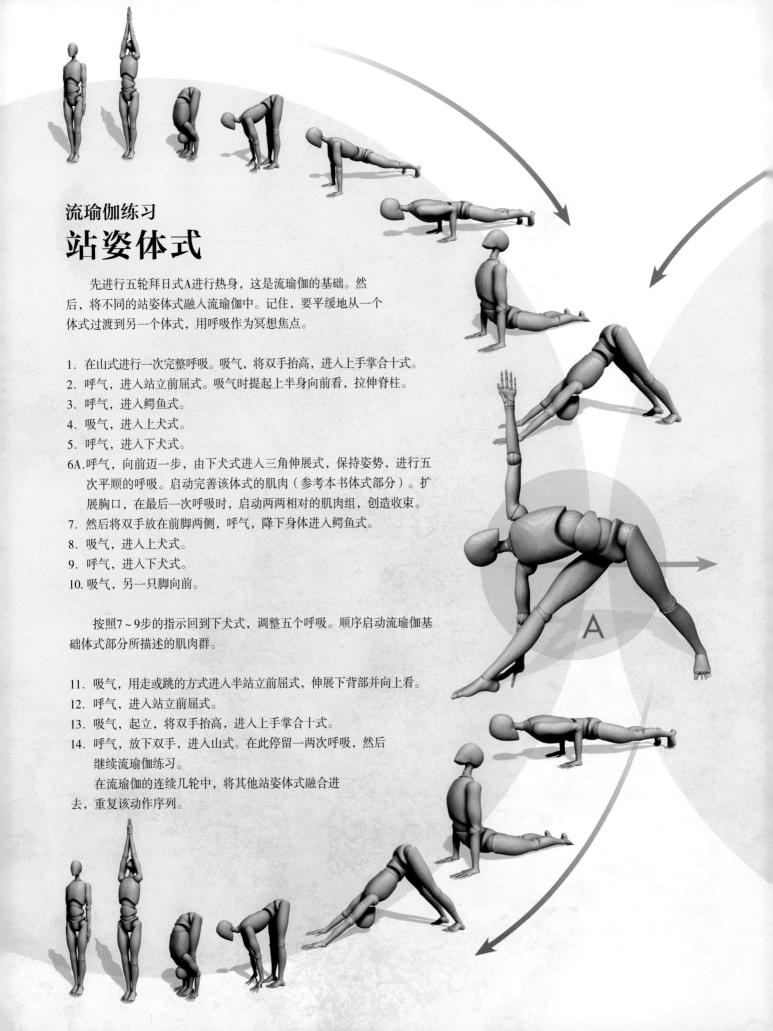

流瑜伽练习
站姿体式

先进行五轮拜日式A进行热身，这是流瑜伽的基础。然后，将不同的站姿体式融入流瑜伽中。记住，要平缓地从一个体式过渡到另一个体式，用呼吸作为冥想焦点。

1. 在山式进行一次完整呼吸。吸气，将双手抬高，进入上手掌合十式。
2. 呼气，进入站立前屈式。吸气时提起上半身向前看，拉伸脊柱。
3. 呼气，进入鳄鱼式。
4. 吸气，进入上犬式。
5. 呼气，进入下犬式。
6A.呼气，向前迈一步，由下犬式进入三角伸展式，保持姿势，进行五次平顺的呼吸。启动完善该体式的肌肉（参考本书体式部分）。扩展胸口，在最后一次呼吸时，启动两两相对的肌肉组，创造收束。
7. 然后将双手放在前脚两侧，呼气，降下身体进入鳄鱼式。
8. 吸气，进入上犬式。
9. 呼气，进入下犬式。
10. 吸气，另一只脚向前。

按照7～9步的指示回到下犬式，调整五个呼吸。顺序启动流瑜伽基础体式部分所描述的肌肉群。

11. 吸气，用走或跳的方式进入半站立前屈式，伸展下背部并向上看。
12. 呼气，进入站立前屈式。
13. 吸气，起立，将双手抬高，进入上手掌合十式。
14. 呼气，放下双手，进入山式。在此停留一两次呼吸，然后继续流瑜伽练习。
在流瑜伽的连续几轮中，将其他站姿体式融合进去，重复该动作序列。

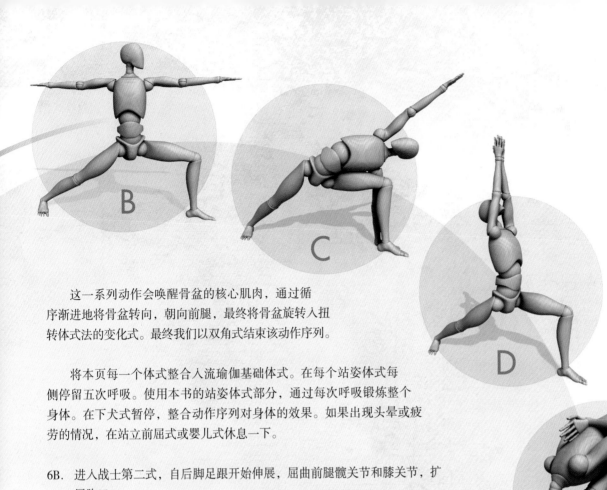

这一系列动作会唤醒骨盆的核心肌肉，通过循序渐进地将骨盆转向，朝向前腿，最终将骨盆旋转入扭转体式法的变化式。最终我们以双角式结束该动作序列。

将本页每一个体式整合入流瑜伽基础体式。在每个站姿体式每侧停留五次呼吸。使用本书的站姿体式部分，通过每次呼吸锻炼整个身体。在下犬式暂停，整合动作序列对身体的效果。如果出现头晕或疲劳的情况，在站立前屈式或婴儿式休息一下。

6B. 进入战士第二式，自后脚足跟开始伸展，屈曲前腿髋关节和膝关节，扩展胸口。

6C. 接下来，通过让身体横向弯向前腿，将三角侧伸展式整合入流瑜伽动作序列。从后脚足跟一直伸展到高举手的指尖。

6D. 旋转骨盆，举双臂进入战士第一式，提胸，从脚后跟开始伸展后腿。

6E. 向前弯曲进入加强侧伸展式。内旋上臂，使双手在后背合十，成反祈祷式。

6F. 旋转骨盆，进入三角扭转伸展式。将手顺势下滑向地板或脚踝外侧。用手带动躯干弯曲，从脚后跟开始伸展后腿。

6G. 弯曲前面那条腿的膝盖，扭转身体，将手放在前腿的外侧，或者将肘部抵在前膝上，进入三角扭转侧伸展式。使用手臂和下腹部肌肉撑起上半身，进入扭转。使后脚足跟向后向下拉伸。

6H. 用双角式结束站姿流瑜伽的练习。向前弯曲，使头部放松下垂。继续启动股四头肌，使膝盖伸直。

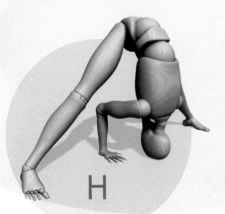

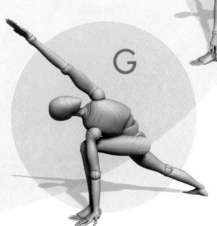

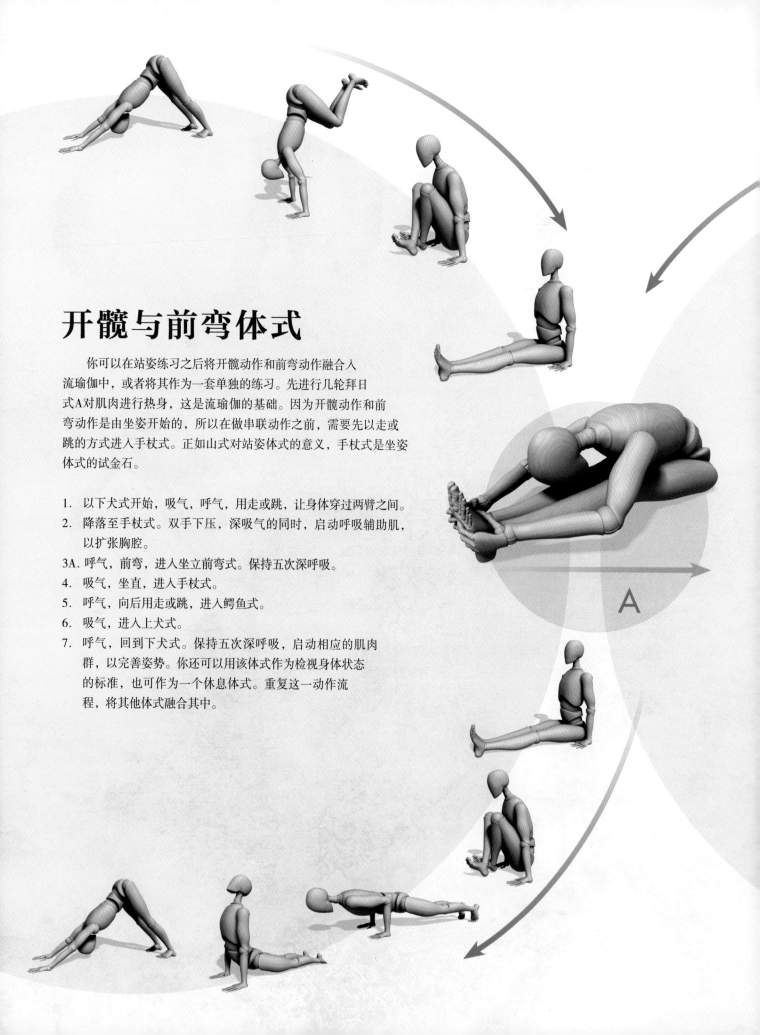

开髋与前弯体式

　　你可以在站姿练习之后将开髋动作和前弯动作融合入流瑜伽中，或者将其作为一套单独的练习。先进行几轮拜日式A对肌肉进行热身，这是流瑜伽的基础。因为开髋动作和前弯动作是由坐姿开始的，所以在做串联动作之前，需要先以走或跳的方式进入手杖式。正如山式对站姿体式的意义，手杖式是坐姿体式的试金石。

1. 以下犬式开始，吸气，呼气，用走或跳，让身体穿过两臂之间。
2. 降落至手杖式。双手下压，深吸气的同时，启动呼吸辅助肌，以扩张胸腔。
3A. 呼气，前弯，进入坐立前弯式。保持五次深呼吸。
4. 吸气，坐直，进入手杖式。
5. 呼气，向后用走或跳，进入鳄鱼式。
6. 吸气，进入上犬式。
7. 呼气，回到下犬式。保持五次深呼吸，启动相应的肌肉群，以完善姿势。你还可以用该体式作为检视身体状态的标准，也可作为一个休息体式。重复这一动作流程，将其他体式融合其中。

A

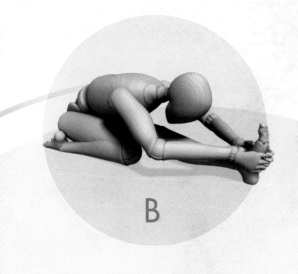

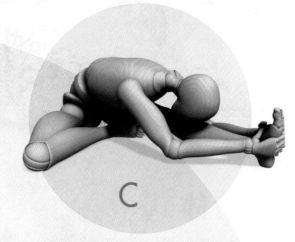

在该动作序列中，我们以前弯开始，以开髋动作结束。
参见《精准瑜伽解剖书2：身体前弯及髋关节伸展体式》，了解
这些体式中收缩和拉伸的肌肉。将这些动作融合入动作序列中，保
持五次呼吸，如坐立前弯式所述。

3B. 进入半英雄坐前弯式，弯曲一个膝关节，伸直另一个膝关节。这
是一个不对称体式，在该体式中，身体会倾向于倒向伸直腿一侧。
启动肌肉，将身体拉回弯曲腿一侧，以对抗这种倾向。在另一侧重
复该体式。

3C. 向一侧屈曲、外展及外旋髋关节，弯曲膝关节，进入单腿头碰膝
式。伸展另一个膝关节，向前伸手抓住足部。

3D. 向两侧屈曲、外展及外旋髋关节，进入束角式。将小腿挤向大腿，
屈曲膝关节。

3E. 双腿张开，双手抓住双脚，进入坐角式。

3F. 以龟式结束，将手臂放在膝盖或大腿之下，躯干向前屈曲。

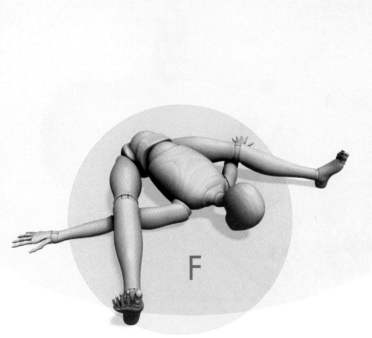

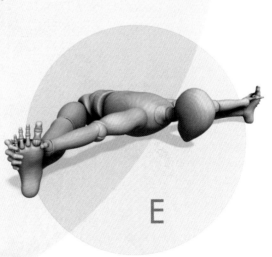

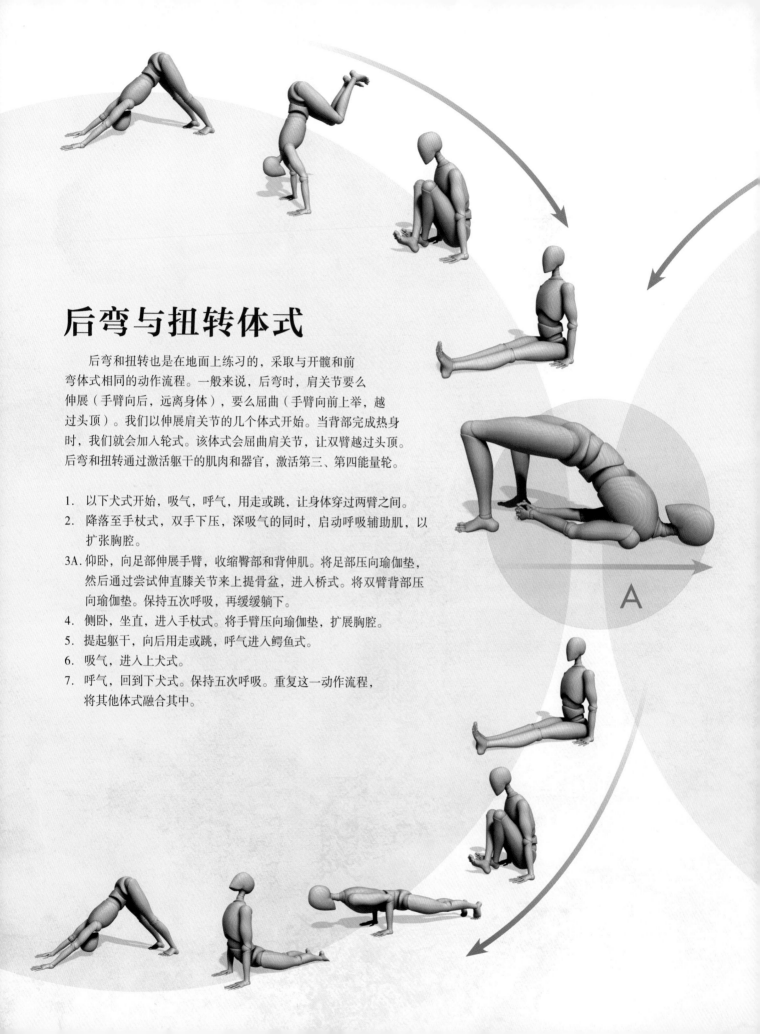

后弯与扭转体式

后弯和扭转也是在地面上练习的，采取与开髋和前弯体式相同的动作流程。一般来说，后弯时，肩关节要么伸展（手臂向后，远离身体），要么屈曲（手臂向前上举，越过头顶）。我们以伸展肩关节的几个体式开始。当背部完成热身时，我们就会加入轮式。该体式会屈曲肩关节，让双臂越过头顶。后弯和扭转通过激活躯干的肌肉和器官，激活第三、第四能量轮。

1. 以下犬式开始，吸气，呼气，用走或跳，让身体穿过两臂之间。
2. 降落至手杖式，双手下压，深吸气的同时，启动呼吸辅助肌，以扩张胸腔。
3A. 仰卧，向足部伸展手臂，收缩臀部和背伸肌。将足部压向瑜伽垫，然后通过尝试伸直膝关节来上提骨盆，进入桥式。将双臂背部压向瑜伽垫。保持五次呼吸，再缓缓躺下。
4. 侧卧，坐直，进入手杖式。将手臂压向瑜伽垫，扩展胸腔。
5. 提起躯干，向后用走或跳，呼气进入鳄鱼式。
6. 吸气，进入上犬式。
7. 呼气，回到下犬式。保持五次呼吸。重复这一动作流程，将其他体式融合其中。

A

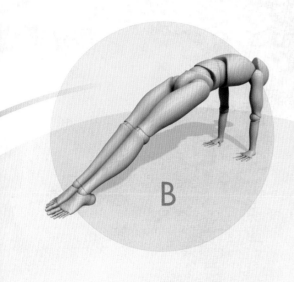

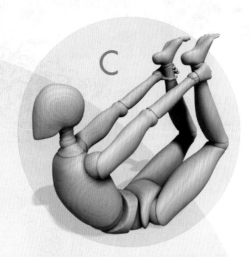

3B. 接下来，将反台式整合进流程。将双手压向
瑜伽垫，同时稳稳地伸展肘关节。同时，伸直膝
关节，将脚底踩入瑜伽垫。

3C. 俯卧，双手抓住脚踝，进入弓式。尝试伸直膝关节，同时
弯曲肘关节进行对抗，创造收束。

3D. 将身体抬高，进入轮式。注意此时肩关节如何过头屈曲（与之前
体式中肩关节伸展相反）。结合肩关节、髋关节、肘关节和膝关
节的动作，让身体重量均匀分布在手部和足部。

3E. 后弯会启动背部的背伸肌。扭转通过拉伸使脊柱旋转的肌肉，部分
平衡了这一收缩。先进行坐姿扭转式，利用手臂旋转躯干。收缩核心
肌群以稳定躯干。

3F. 进入圣哲玛里琪三式，进行更深的扭转。

如上页图所示，将这些扭转融合入动作序列中。

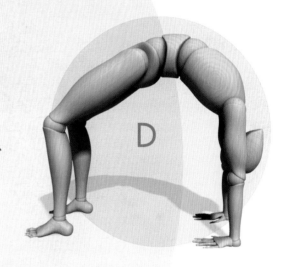

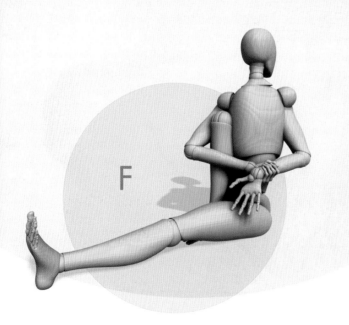

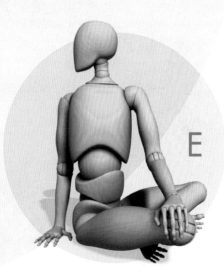

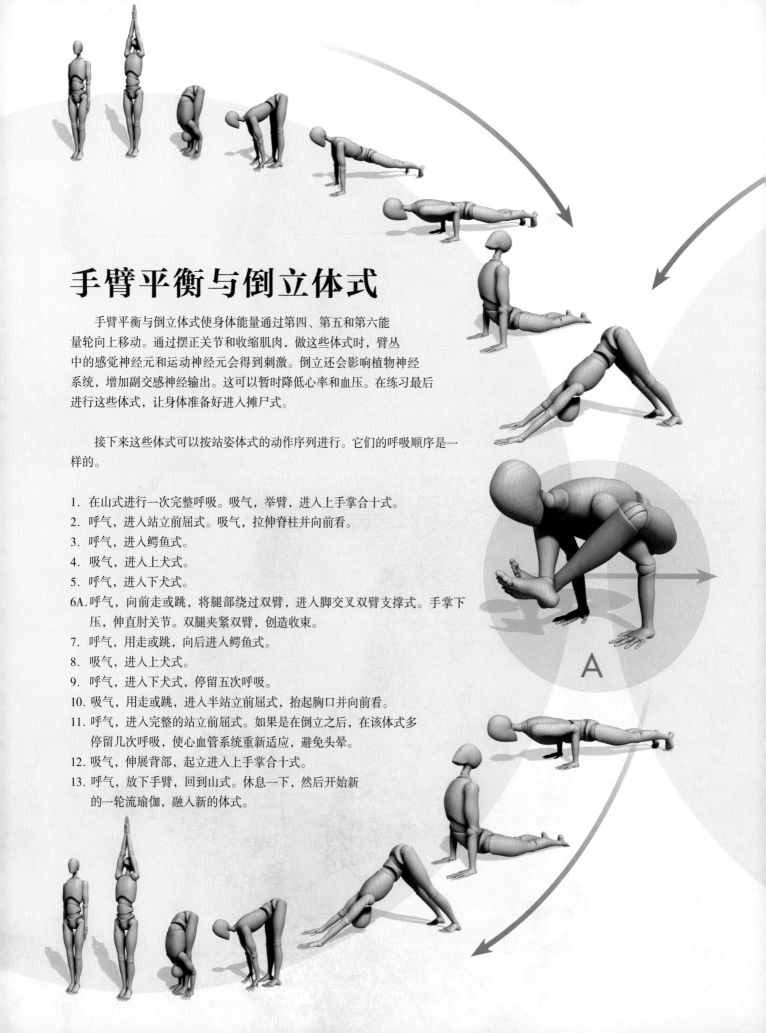

手臂平衡与倒立体式

手臂平衡与倒立体式使身体能量通过第四、第五和第六能量轮向上移动。通过摆正关节和收缩肌肉，做这些体式时，臂丛中的感觉神经元和运动神经元会得到刺激。倒立还会影响植物神经系统，增加副交感神经输出。这可以暂时降低心率和血压。在练习最后进行这些体式，让身体准备好进入摊尸式。

接下来这些体式可以按站姿体式的动作序列进行。它们的呼吸顺序是一样的。

1. 在山式进行一次完整呼吸。吸气，举臂，进入上手掌合十式。
2. 呼气，进入站立前屈式。吸气，拉伸脊柱并向前看。
3. 呼气，进入鳄鱼式。
4. 吸气，进入上犬式。
5. 呼气，进入下犬式。
6A. 呼气，向前走或跳，将腿部绕过双臂，进入脚交叉双臂支撑式。手掌下压，伸直肘关节。双腿夹紧双臂，创造收束。
7. 呼气，用走或跳，向后进入鳄鱼式。
8. 吸气，进入上犬式。
9. 呼气，进入下犬式，停留五次呼吸。
10. 吸气，用走或跳，进入半站立前屈式，抬起胸口并向前看。
11. 呼气，进入完整的站立前屈式。如果是在倒立之后，在该体式多停留几次呼吸，使心血管系统重新适应，避免头晕。
12. 吸气，伸展背部，起立进入上手掌合十式。
13. 呼气，放下手臂，回到山式。休息一下，然后开始新的一轮流瑜伽，融入新的体式。

A

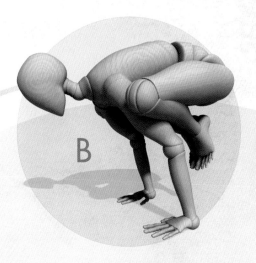

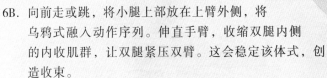

6B. 向前走或跳，将小腿上部放在上臂外侧，将
乌鸦式融入动作序列。伸直手臂，收缩双腿内侧
的内收肌群，让双腿紧压双臂。这会稳定该体式，创
造收束。

6C. 然后插入侧乌鸦式。通过大腿体侧的外展肌将膝盖一侧紧压外
侧手臂。这有助于身体进入扭转。

6D. 上下反转，进入手倒立式。你可以暂时停下流瑜伽练习，用墙体
作支撑。手倒立式之后，在前弯里停留几次呼吸，然后继续流瑜
伽练习。

6E. 向上进入孔雀起舞式。将重量分配在整个前臂，并让肩膀远离耳
朵。然后在前弯式停留几次呼吸，这有助于心血管系统回到平衡
状态。然后重复流瑜伽。

6F. 以头倒立式结束该序列。通过练习，你会知道如何在头倒立
式停留五次以上的呼吸。身体落下，进入婴儿式，然后重
复串联动作以平衡身体。当你颈椎有伤，或者有其他
病理问题时，不要进行头倒立式。

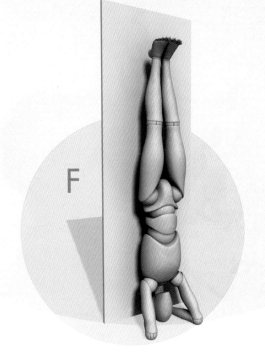

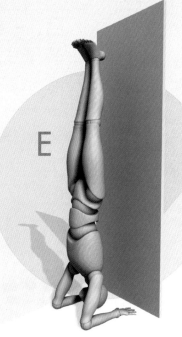

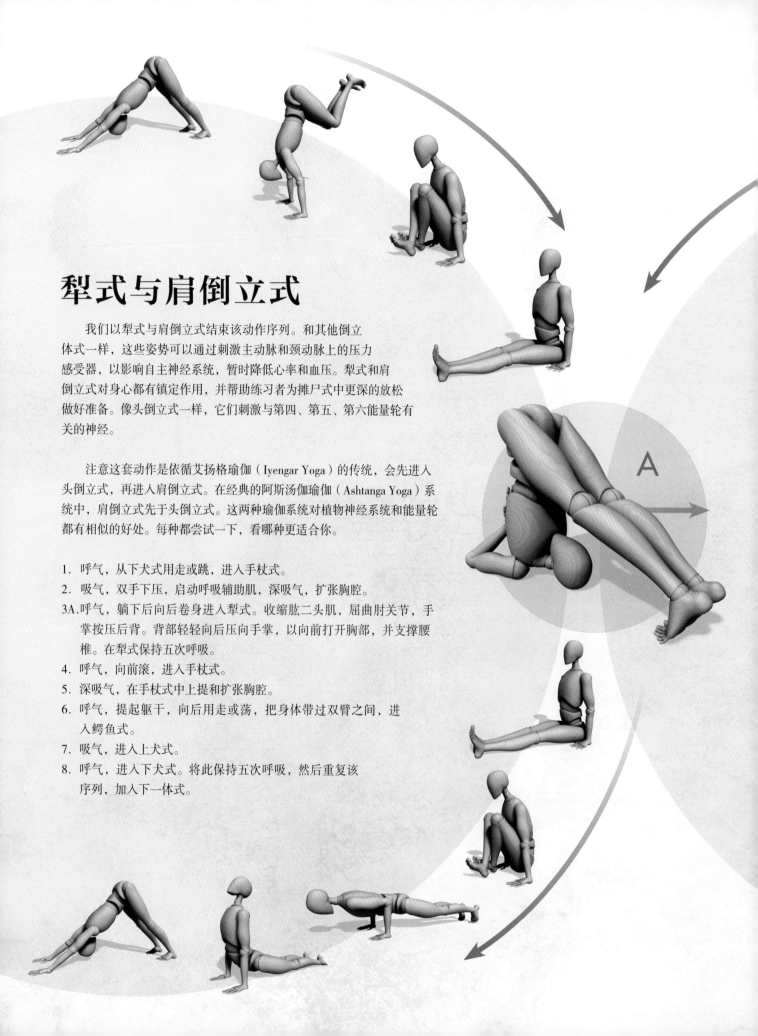

犁式与肩倒立式

我们以犁式与肩倒立式结束该动作序列。和其他倒立体式一样，这些姿势可以通过刺激主动脉和颈动脉上的压力感受器，以影响自主神经系统，暂时降低心率和血压。犁式和肩倒立式对身心都有镇定作用，并帮助练习者为摊尸式中更深的放松做好准备。像头倒立式一样，它们刺激与第四、第五、第六能量轮有关的神经。

注意这套动作是依循艾扬格瑜伽（Iyengar Yoga）的传统，会先进入头倒立式，再进入肩倒立式。在经典的阿斯汤伽瑜伽（Ashtanga Yoga）系统中，肩倒立式先于头倒立式。这两种瑜伽系统对植物神经系统和能量轮都有相似的好处。每种都尝试一下，看哪种更适合你。

1. 呼气，从下犬式用走或跳，进入手杖式。
2. 吸气，双手下压，启动呼吸辅助肌，深吸气，扩张胸腔。
3A. 呼气，躺下后向后卷身进入犁式。收缩肱二头肌，屈曲肘关节，手掌按压后背。背部轻轻向后压向手掌，以向前打开胸部，并支撑腰椎。在犁式保持五次呼吸。
4. 呼气，向前滚，进入手杖式。
5. 深吸气，在手杖式中上提和扩张胸腔。
6. 呼气，提起躯干，向后用走或荡，把身体带过双臂之间，进入鳄鱼式。
7. 吸气，进入上犬式。
8. 呼气，进入下犬式。将此保持五次呼吸，然后重复该序列，加入下一体式。

A

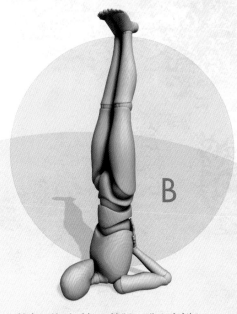

B

C

3B. 翻滚进入犁式，然后呼气，抬腿，进入肩倒立
式。身体向后轻靠在双手上，收缩肱二头肌，屈曲
肘关节。手掌推后背，以向前打开胸腔。背部靠向手掌，
还能释放颈椎压力。开始时，在此体式停留五次呼吸；慢慢
地通过练习，试着停留更长时间。呼气时降下身体，回到犁式。
吸气，然后呼气，向前滚，进入手杖式。按上一页内容继续流瑜伽
的练习。

3C. 翻滚进入犁式，然后将双脚并拢，走向一侧，进入侧犁式。注意，
此时双脚并不平衡，外侧的那只脚离开身体更远。弯曲这只脚的膝关
节，将这只脚带回来，使双脚平均落到一条直线上，然后将外侧脚固定
在瑜伽垫上，伸直膝关节。注意该动作是如何平衡骨盆的。在另外一侧
重复该动作，然后滚回手杖式，继续进行流瑜伽练习。

3D. 从犁式进入肩倒立式，然后屈曲一侧髋关节，进入单腿肩倒立式。双
手推背，以扩张胸腔。然后收缩落地腿一侧的腰肌和伸直腿一侧的臀
大肌，创造收束。这可以稳定体式。停留五次呼吸，然后回到肩倒立
式。在另外一侧重复一次。最后回到犁式，继续进行流瑜伽练习。

D

3E. 躺下，进入摊尸式。在头部下方放置一条卷起来的毯子，以支撑
头部，保持颈部中正，或略微屈曲。这是收颌收束法的一个
温和版本。你还可以像下图中那样，在膝盖下放置一个垫
枕。使双臂和双腿落向两侧，手掌朝上。这可以被动地
打开胸腔。闭上眼睛，任身体下沉，完全放松。在
摊尸式停留5～10分钟，如果有时间的话可以
停留更久。

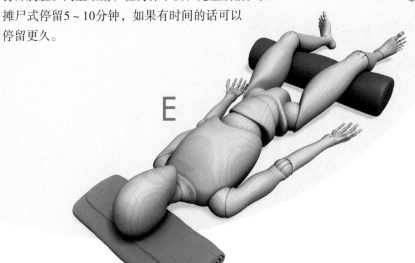

E

站姿体式

STANDING POSES

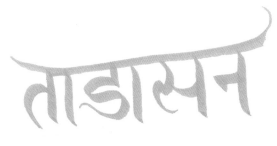

TADASANA

山 式

　　山式是站姿体式的基石，我们把它作为身体的检测标准。山式是每个站姿体式的回归之处，用来评估练习后身体的感受。在山式中使用共同激活原则，将身体的重量平均分配到足部。首先，足跟压紧地板。然后，将重量分布到足前部，从跖部到外缘。接着往上移，来到下肢。提拉膝盖骨以伸展膝关节。使股骨和胫骨处于正位，避免膝关节过伸或"锁死"，否则会导致腿部骨骼不正。如果你倾向于过伸，则应该收缩腘绳肌以弯曲膝关节，重新让股骨和胫骨处于正位。平衡股骨的内旋和外旋、外展（使双腿分开的力）和内收（使双腿并拢的力），如此动作才能稳定，保持静止不动。接着，将力量提升到骨盆，同时收缩髋屈肌和髋伸肌，稳定骨盆。腰椎伸展和屈曲的力要平衡。腹肌轻轻用力，防止下肋骨突出。使脊柱回到正位，恢复自然曲度，在骨盆上轻松"安坐"。对于该体式的变式，上手掌合十式，伸展肘关节，双臂高举过头顶形成手臂上举式。肩膀远离耳朵，背部往下拉，以放松颈部。头部后倾，眼睛往上看。

基本关节位置

- 膝关节伸展。
- 髋部中立。
- 山式，肩关节内收。
- 上手掌合十式，肩关节屈曲。

- 肘关节伸展。
- 山式，颈椎中立。
- 上手掌合十式，颈椎伸展。
- 肩胛骨内收，轻轻往骨盆方向带。

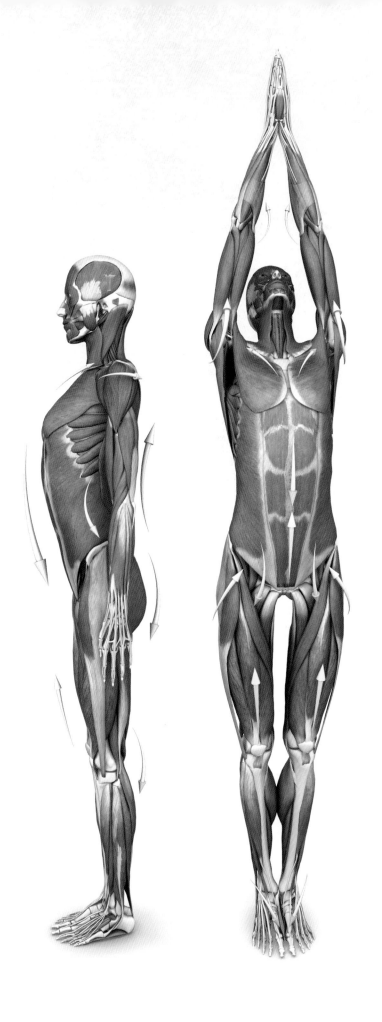

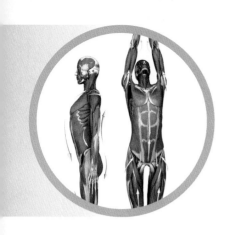

山式准备动作

　　我们的内在力量，例如精神状态，会影响我们的姿势。比如说，如果我们感到疲劳、挫败、沮丧，我们在山式站立时，可能会垂肩含胸。反之，山式站立的动作也会影响我们的精神状态。双脚并拢，双腿伸直。肩部向后向下拉，以打开胸腔。手臂伸直。这一姿势放松且舒展，可以矫正挫败、下垂的姿势，在身体和精神上皆有助益。

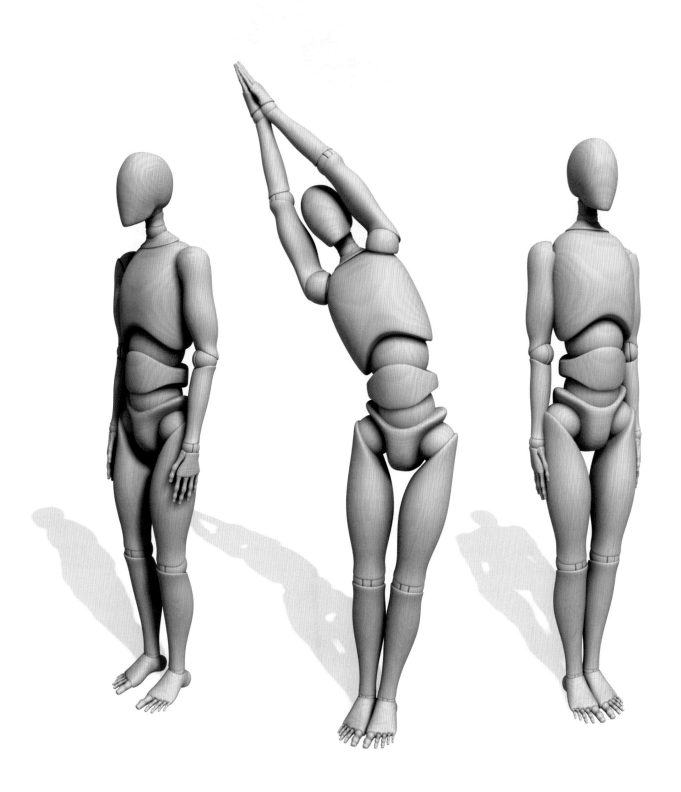

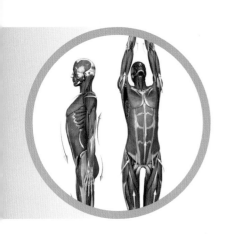

▶ **步骤一** 背部运动链（posterior kinetic chain）是指身体背部的一组肌肉、肌腱与韧带组织。利用背部运动链提起背部，打开骨盆。启动竖脊肌，由骨盆向头颅底部整个伸展脊柱；同时轻微拱背，激活腰方肌，以提起和支撑整个腰椎区域。接着启动臀大肌，平衡骨盆位置。臀大肌会使骨盆向后向下倾斜（后倾）。臀大肌还会使股骨伸展、外旋。臀小肌是深埋在其他臀部肌肉之下的小块肌肉；观想该肌肉收缩，以稳定处于髋臼窝的股骨头。

步骤二 启动腹直肌，向下拉动胸腔，轻轻挤压腹腔内部的器官，稳定腰椎。激活腰大肌以及髂肌和耻骨肌，使骨盆轻轻前倾，平衡步骤一所描述的臀大肌动作。髋屈肌和髋伸肌动作的结合使骨盆进入中立位置，既不前倾也不后倾，而是像碗一般，"安放"在双腿之上。

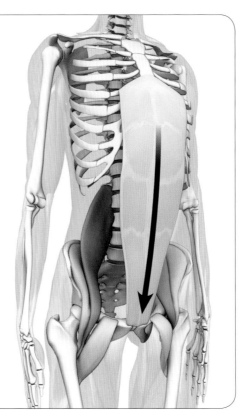

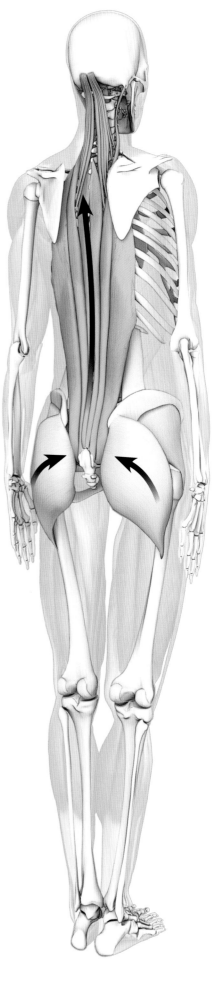

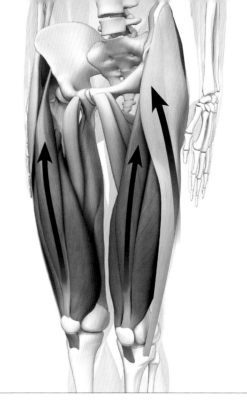

▶ **步骤三** 收缩股四头肌，以伸直膝关节。股四头肌的一部分——股直肌——跨过髋关节，向上连接到骨盆，可以协同腰肌，使骨盆前倾。收缩大腿内侧的内收肌，使股骨靠拢。步骤一中，臀大肌外旋股骨。此处，利用臀中肌和阔筋膜张肌内旋大腿，平衡步骤一中的外旋动作。内旋大腿的一个窍门是，在启动内收肌群的同时，尝试将双脚往两边拖。

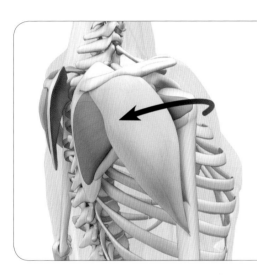

步骤四 激活肩关节上的三角肌后束，以及旋转肌群的冈下肌和小圆肌，使上臂在盂肱关节处向外转动，打开胸腔。

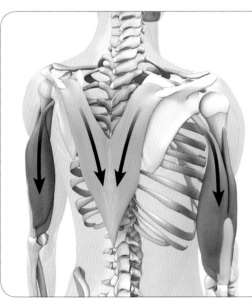

步骤五 启动下斜方肌，拉动肩胛骨向下，远离耳朵。激活肱三头肌，伸直肘关节。仔细观察收缩肱三头肌长头（起端始于肩胛骨）是如何协同下斜方肌的动作的。

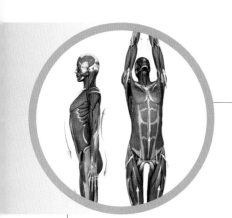

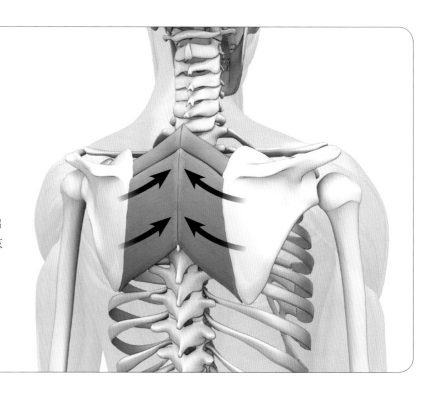

步骤六 将肩胛骨拉向身体中线，启动大、小菱形肌，使肩胛骨稳定在该位置。这一动作可以打开前胸。

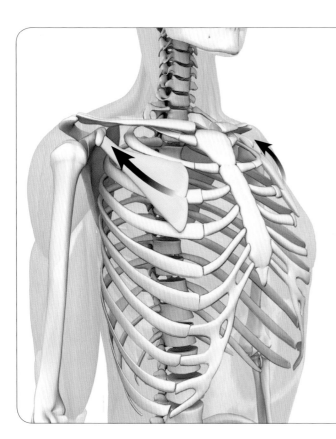

步骤七 在步骤六中，我们启动菱形肌以稳定肩胛骨位置。现在，激活胸小肌，提拉胸腔下部，扩展胸腔。启动胸小肌的窍门是将肩胛骨向后拉，然后尝试把肩膀向前旋转。这是被我们称为"水桶提手呼吸"（bucket handle breathing）的基础，也是使用呼吸辅助肌增加吸气容量的一个实例。肩膀向前旋转模仿了胸小肌平常的动作，并导致胸小肌收缩。因为菱形肌收缩，所以肩胛骨不能移动，肩膀不会真的向前旋转，于是胸小肌收缩产生的力就被传递到肌肉附着在胸腔上的起端，进而提拉整个胸腔。这是闭链运动中收缩肌肉的一个实例，肌肉的起端移动，而不是止端。

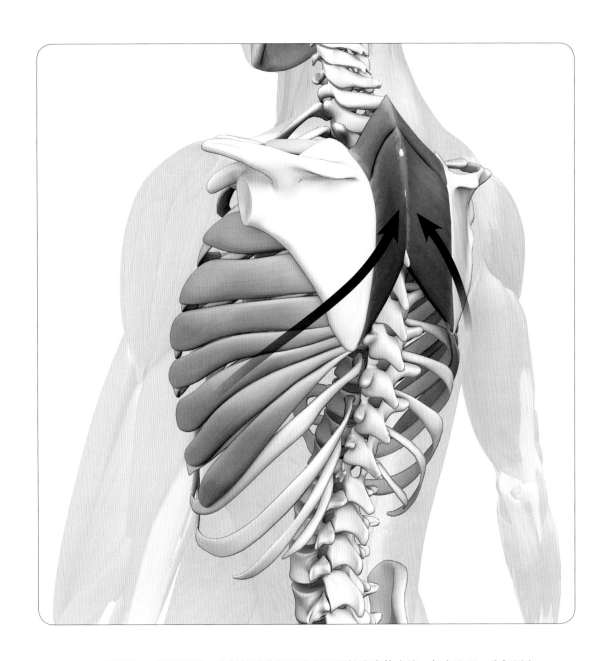

步骤八 一般情况下，我们使用前锯肌将肩胛骨拉离身体中线，但在这里，我们用它来打开胸腔。步骤六时肩胛骨已经被稳定，现在，想象双手向外推门的动作，以启动前锯肌。肩胛骨不会移动，但是收缩的力会被传递到前锯肌附着在胸腔上部的起端上，并提拉胸部。这是瑜伽体式中另一个通过闭链运动中肌肉的收缩来增加肺通气量的实例。

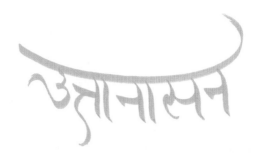

UTTANASANA

站立前屈式

　　站立前屈式是站姿体式，前屈可以拉伸腘绳肌和小腿后侧肌肉，背部也会得到一定拉伸。练习者可以使用三角法（triangulation）锁定拉伸重点，使拉伸更深入。比如说，激活股四头肌以伸直膝关节。该活动使腘绳肌位于小腿骨的止端远离位于坐骨结节的起端。屈曲躯干会使坐骨结节向上，使腘绳肌的起端远离止端。要做出这个动作，练习者需要同步收缩髋屈肌和躯干屈肌，使身体向前，同时收缩股四头肌。这些动作，加上将腘绳肌起端和止端远离的动作，使腘绳肌"三角化"，肌肉得到拉伸。将双手固定在瑜伽垫上，通过弯曲肘部，尝试向前"擦动"双手，以加深拉伸。这步会使躯干屈曲得更深，体现了体式中的次要动作对主要动作的协助作用。如果你的双手不能按到地面，抓住膝关节或小腿后方，弯曲肘关节。由于手臂是固定在地面或者腿上的，所以肱二头肌收缩的力会加深躯干的屈曲。这股力量通过背部运动链传递到骨盆，使其前倾，并提起坐骨结节，进而加深了腘绳肌的拉伸。

　　记住，股四头肌收缩会对其拮抗肌腘绳肌产生交互抑制，使腘绳肌放松，拉伸得更深入。练习站立前屈式时，通过稳定启动股四头肌体会这一过程，注意拉伸感觉的变化。

基本关节位置

- 髋关节屈曲。
- 躯干屈曲。
- 股骨轻微内旋。
- 膝关节伸展。

- 颈椎中立。
- 肩关节屈曲，手臂高举过头。
- 肘关节屈曲。
- 前臂旋前。

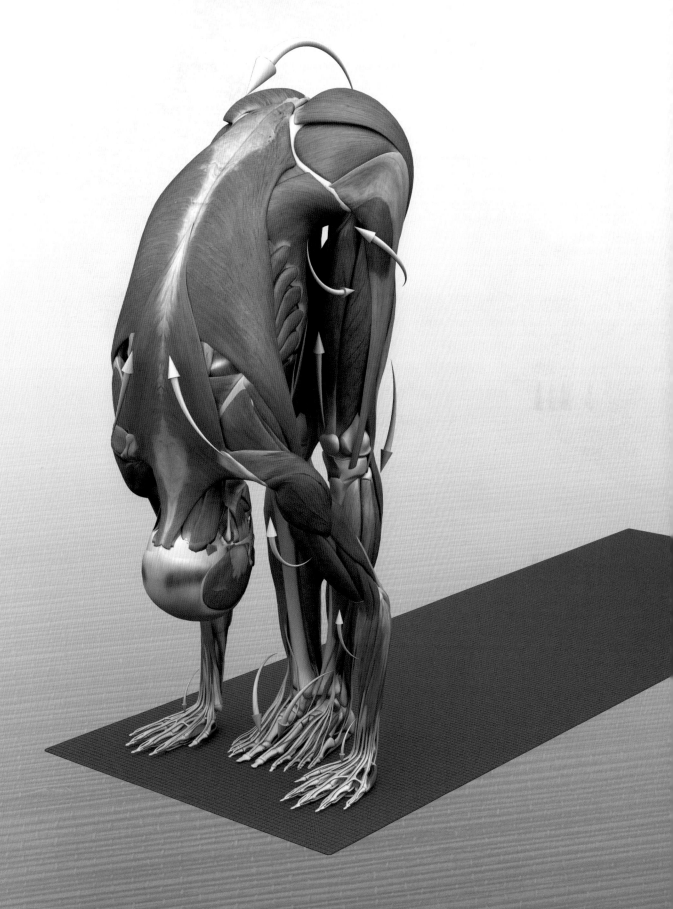

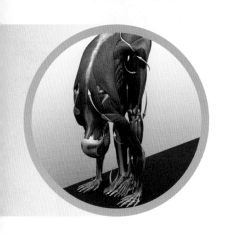

站立前屈式准备动作

胭绳肌及背部肌肉过紧会限制前屈的深度。首先，双手互抱手肘，放在椅背上，双膝弯曲，使肌肉适应拉伸的幅度。这个动作会放松胭绳肌位于坐骨结节上的起端。

接着，激活股四头肌，缓缓伸直膝关节。随着灵活性增加，你可以在膝关节稍微弯曲的情况下，将躯干拉向大腿。使躯干保持该姿势，启动股四头肌以伸直膝关节，感受胭绳肌的拉伸。如果背部灵活，但是胭绳肌很紧，则在躯干保持前屈时，微弯膝关节。你还可以利用坐立前屈式这样的前屈动作伸展背部运动链，为站立前屈式做好准备。

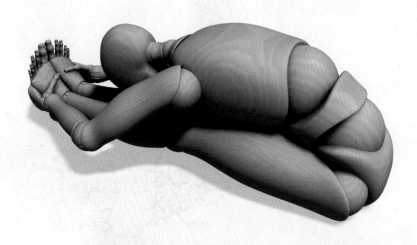

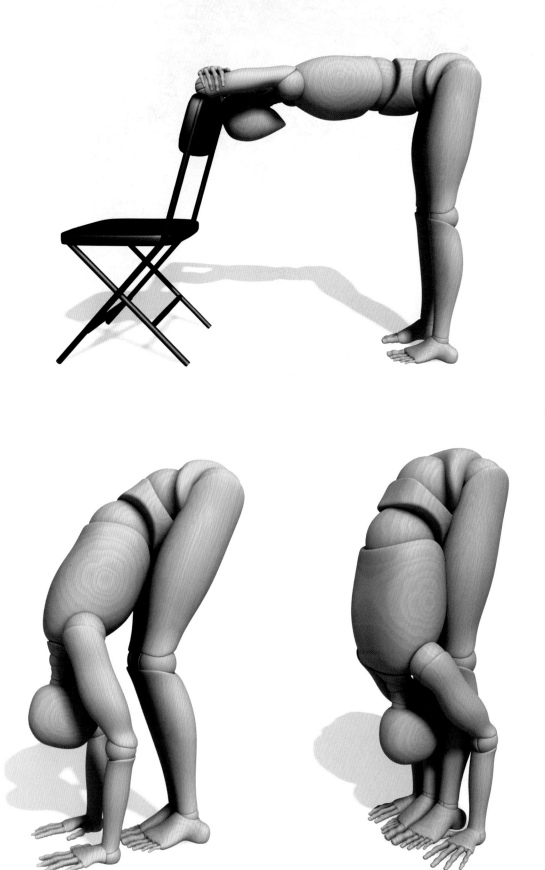

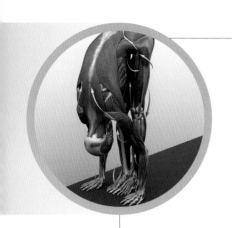

步骤一 激活腹肌，屈曲和拉伸躯干。通过交互抑制，该动作会使下背部肌肉放松，并启动胸腰筋膜。收缩髋屈肌，包括腰肌、耻骨肌和前侧内收肌，使骨盆前倾。这一动作会释放信号，使髋展肌（臀肌）放松。

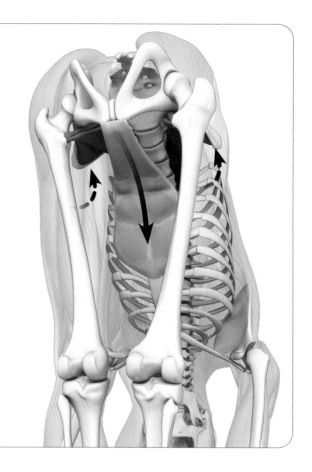

▶ **步骤二** 激活股四头肌，伸直膝关节。当膝关节伸直时，阔筋膜张肌会有助于身体前屈。记住，当你拉伸一块肌肉时，你也在同时拉动肌肉两端的附着点，使这块肌肉在被动状态下，产生与主动收缩时相同的动作。拉动臀大肌，使大腿外旋。启动阔筋膜张肌使股骨轻微内旋。启动阔筋膜张肌的窍门是尝试将双脚分开。双脚踩在瑜伽垫上，并不会移动，但是股骨却会因此内旋。使用该动作调整股骨，使膝盖骨对称地指向正前方。图片中也画出了臀小肌。当股骨屈曲时，臀小肌会协助髋关节屈曲。使用该图观想肌肉的收缩。

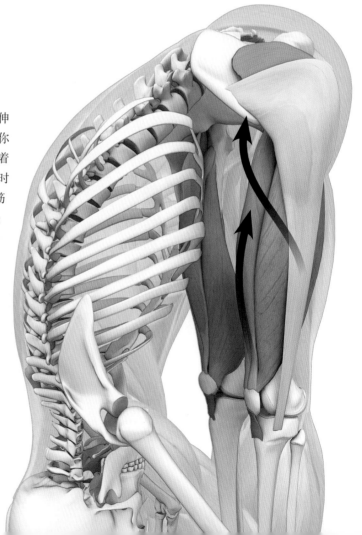

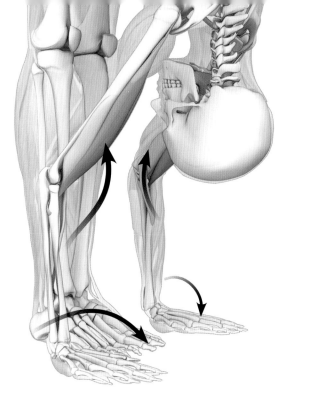

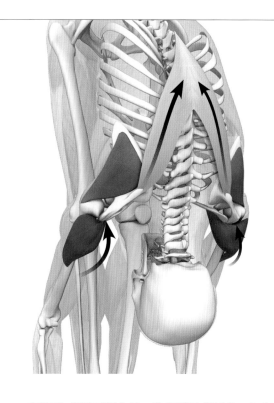

◀ **步骤三** 前臂旋前，将手掌手丘部分（手指根部）压向瑜伽垫。双手固定在地面，尝试通过收缩肱二头肌弯曲肘关节。该动作将躯干拉向大腿。

步骤四 激活下斜方肌，使肩膀远离耳朵。如步骤三内容，保持手掌固定在地面，然后通过收缩三角肌前束，将双手试着向前"擦动"。这一动作也会协助步骤三中肱二头肌加深躯干屈曲的动作。记住，在应用这些次要动作时，要激活股四头肌，这样通过交互抑制，可以帮助腘绳肌放松，进入拉伸。

◀ **总结** 上述这些步骤可以拉伸背部运动链上的肌肉，包括腓肠肌、腘绳肌、臀大肌和臀小肌后半部分，以及腰方肌和竖脊肌。

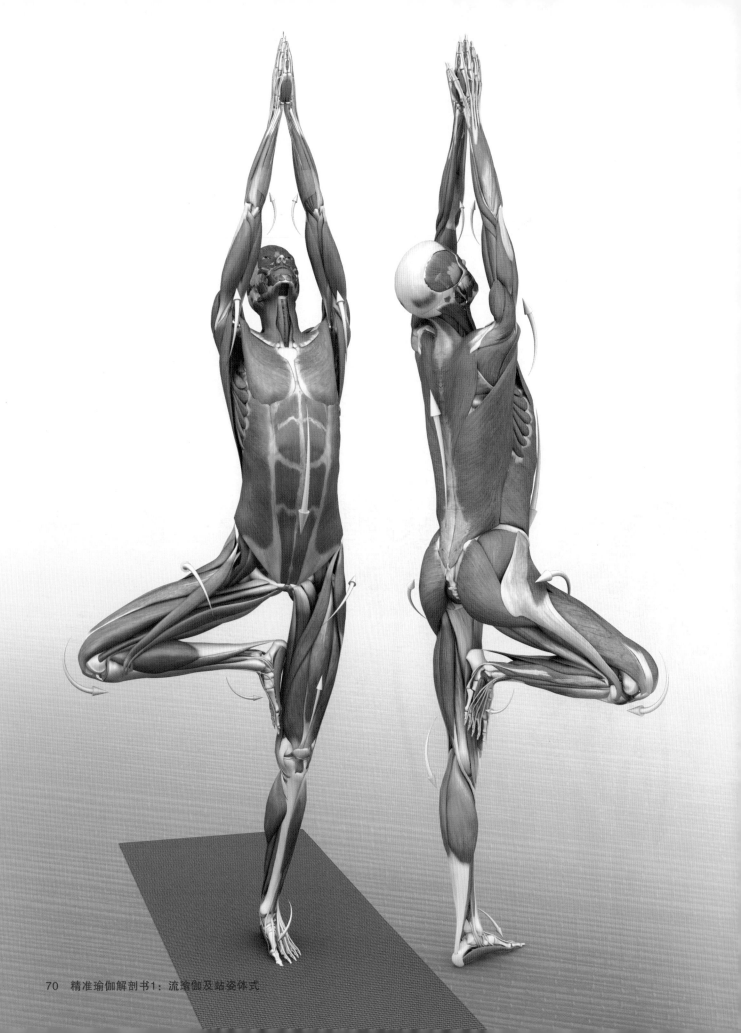

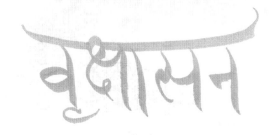

VRKSASANA

树 式

在做该体式时，很多事同时发生。树式既是一个平衡体式，同时也是一个打开髋关节的体式，既有身体向上升的动作，也有向下扎根的动作。对于树式中的站立腿，应用山式的一些概念，一切从足部开始。站立腿压力的变化会传到骨盆核心，反之亦然。在脑海中将这两个区域相关联。先利用墙面练习树式，可以用手扶墙保持平衡（即使你不靠墙也能保持平衡，也请试试看）。接着，将跖球压向瑜伽垫，将身体重量均匀分布在足底。激活股四头肌，伸直膝关节，避免超伸。弯曲膝关节，降低身体重心（也创造稳定性），然后伸直背部。

接下来注意弯曲腿的动作：激活腘绳肌用以弯曲膝关节；内收肌群将足底压向站立腿的大腿内侧；髋展肌、臀肌和深层的外旋肌收缩，将膝关节向后拉，并外旋股骨。骨盆的平衡来自于髋关节周围的肌肉的相互影响。这些肌肉包含外展肌、内收肌、伸肌、屈肌和旋转肌。沿着身体往上移，来到背部。背部竖脊肌和腰方肌的收缩要与前侧腹部的收缩保持平衡。将肩胛骨拉向身体中线，再往下沉。然后激活胸小肌和前锯肌以提拉胸腔。头部放松后仰。

基本关节位置

- 站立腿的髋关节保持中立。
- 站立腿的膝关节伸展。
- 上抬腿的髋关节屈曲，大腿外展、外旋。
- 上抬腿的膝关节屈曲。

- 背部轻轻伸展。
- 肩关节外旋、屈曲，手臂高举过头。
- 肘关节伸展。
- 手掌轻轻屈曲。

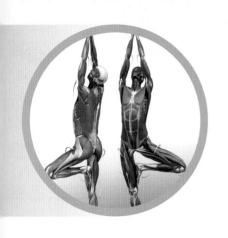

树式准备动作

使用椅子或墙体保持平衡。将双手放在髋部，接着移动到胸前祈祷位，最后，将双手举过头顶。如果你失去了平衡，就弯曲站立腿，以降低重心。练习束角式等体式，为上抬腿髋关节的屈曲、外展和外旋做准备。

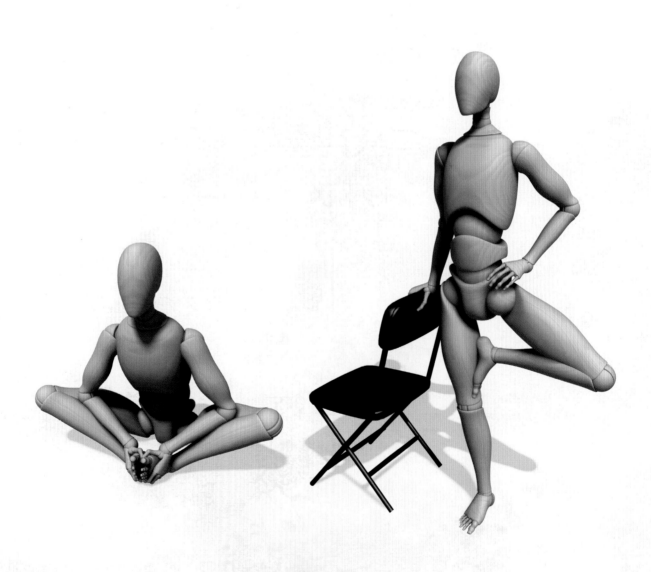

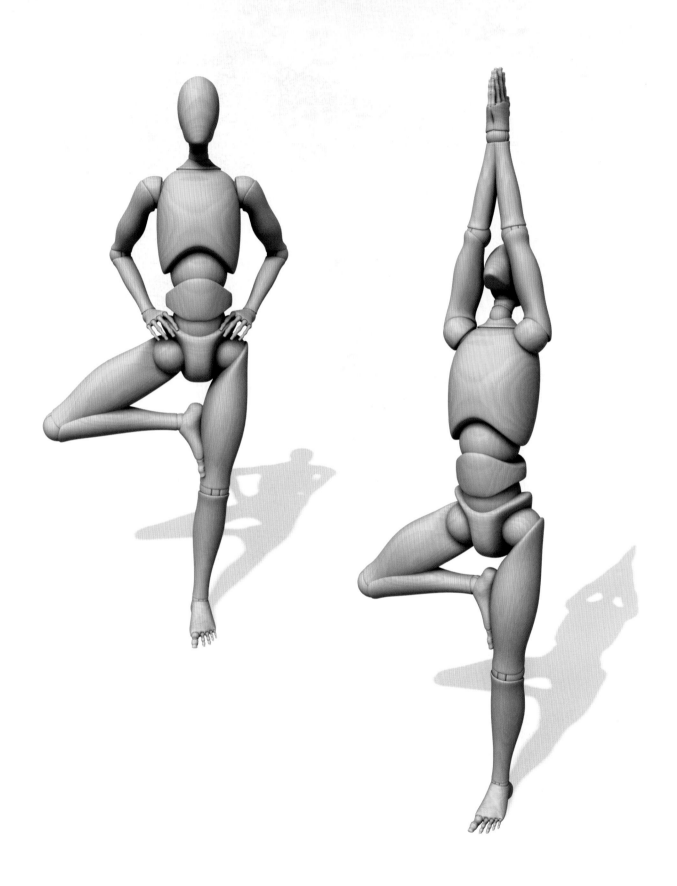

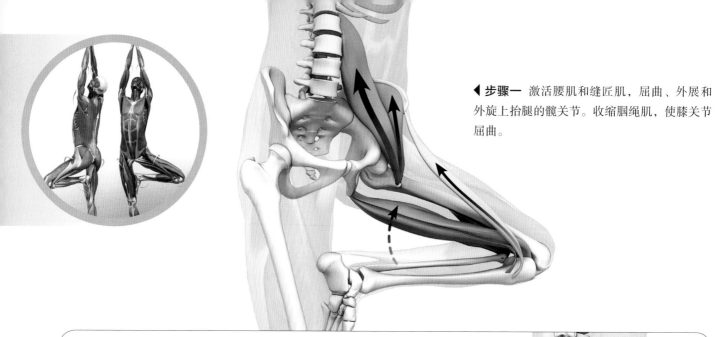

◀ **步骤一** 激活腰肌和缝匠肌，屈曲、外展和外旋上抬腿的髋关节。收缩腘绳肌，使膝关节屈曲。

步骤二 激活股四头肌，伸直站立腿。当你靠单腿平衡时，臀中肌会自动收缩。由右图可以看出，若臀中肌未激活，则身体会向站立腿侧偏移，骨盆会严重倾斜。弯曲腿足部压在大腿上，稳定站立腿。在该体式中，阔筋膜张肌为臀中肌的协同肌。观想这一肌肉收缩，以调整平衡与稳定。另外，阔筋膜张肌有伸展膝关节的作用，所以它也是股四头肌的一个协同肌。

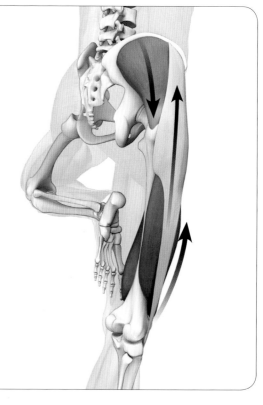

◀ **步骤三** 利用弯曲腿的臀中肌和阔筋膜张肌使膝关节向外打开（外展）。激活臀大肌，外旋股骨。注意这些肌肉共同激活如何稳定弯曲腿的髋关节。

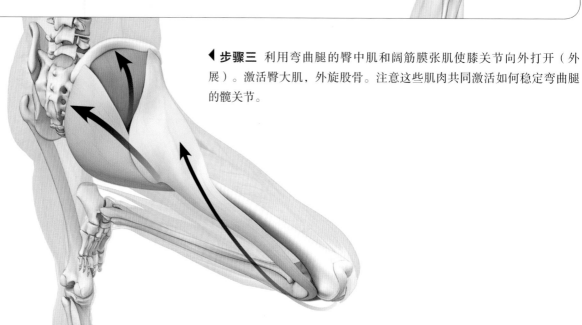

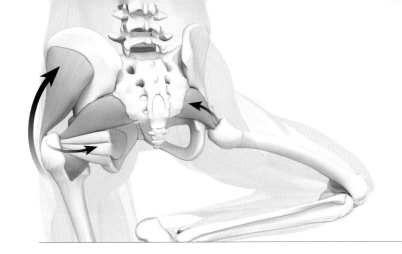

▲ **步骤四** 收缩深层的外旋肌，打开髋关节，在骨盆前侧创造出空间。注意该体式中的臀小肌。该肌肉比臀中肌要深，髋关节在屈曲、伸展和中立的时候，其功能也不同。在树式中，站立腿保持中立，则臀小肌的功能就是稳定髋臼窝中的股骨头。同时，请看一下图片中臀小肌和深层外旋肌群的相互作用。这些肌肉通力合作，稳定站立腿的髋关节。

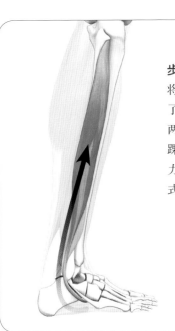

步骤五 激活站立腿侧面的腓骨长肌和腓骨短肌，将身体重量均匀分布在跖球上。站立腿的平衡展示了肌肉复杂的相互作用，既有足部外翻、跖球下压两种肌肉的相互作用，也有内翻足部，屈曲、伸展踝关节的相互作用。胫骨后肌平衡了腓骨肌外翻的力，活化了足弓的纵弓。脚趾的肌肉也有助于该体式的稳定。

▶ **总结** 将身体的不同部分相联系，从站立腿形成的基础到双手的手掌。通过启动脚踝和足部的肌肉以稳定足部。启动股四头肌，伸展膝关节。启动外展肌（臀中肌和阔筋膜张肌），稳定骨盆。骨盆通过竖脊肌连接脊柱。启动三角肌以举起手臂。启动冈下肌，外旋上臂。启动下斜方肌，使肩膀尽量远离耳朵。收缩前臂旋前肌，平衡上臂的外旋，通过肘部创造一种螺旋的力。双手手掌靠在一起，用均匀的力量互压。

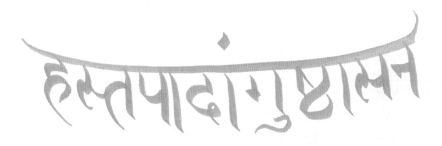

UTTHITA HASTA PADANGUSTHASANA

站立手抓大脚趾式

　　站立手抓大脚趾式应用了很多与树式相同的原则。这个体式同样也有很多要点：单脚站立，保持平衡。上抬腿有力伸展。伸展后背，使身体挺直。收缩手臂肌肉，提起足部。甚至被抓住的大脚趾的动作也是一个要注意的点。在保持平衡过程中，精神方面也有要注意的地方，心绪要平静。呼吸是所有体式的根本，关注呼吸也有助于保持平衡。腓骨肌将跖球部压向地面，胫骨后肌将重量分散到整个脚底，这两个动作应当保持平衡。基本上，要建立稳固的基座，要靠小腿和足部的所有肌肉。该体式成功的关键是主动屈曲上抬腿的髋关节。人们一般倾向于用手和手臂的力量去抬起这只脚。但正确的做法是，启动髋屈肌将腿抬起，手臂只起辅助作用，用以微调上抬腿的动作。

基本关节位置

- 站立腿膝关节伸展。
- 站立腿髋关节中立。
- 上抬腿膝关节伸展。

- 上抬腿髋关节屈曲。
- 手臂抬起一侧的肩关节屈曲。
- 背部微微伸展，以免躯干向前倾斜。

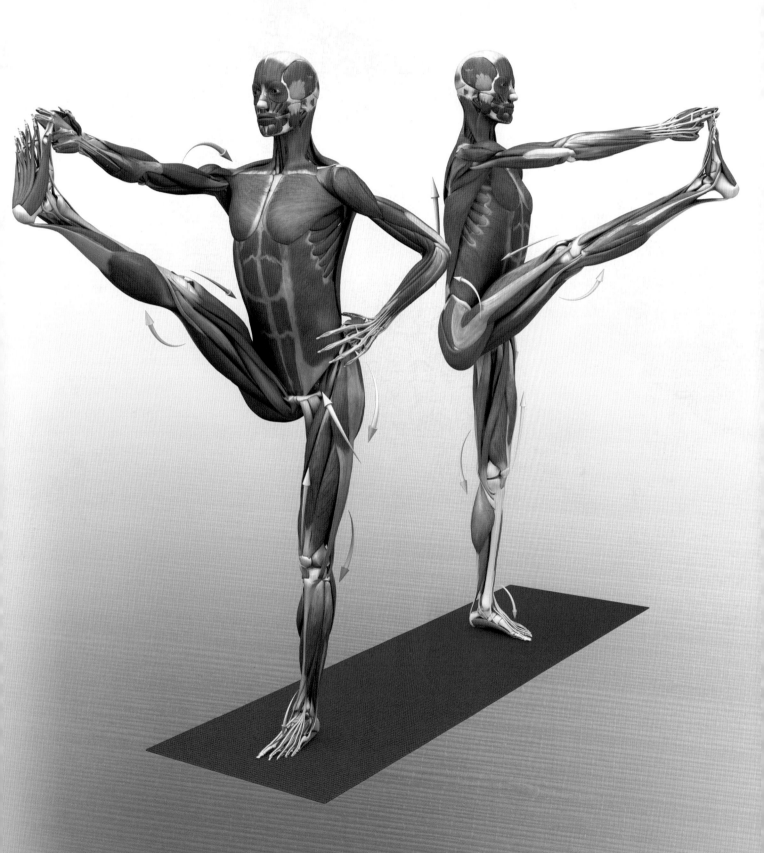

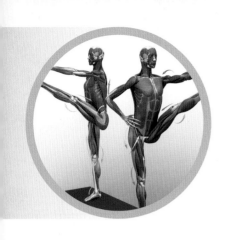

站立手抓大脚趾式准备动作

先利用墙体保持平衡，然后训练自己利用髋屈肌抬腿。一开始膝关节先弯曲。不用手，将膝盖抬高。该动作可以训练启动髋屈肌。然后绕脚缠一条辅助带，使腿部伸直。当练习者的柔韧性和平衡性慢慢提高之后，就不要再靠墙。先弯曲站立腿的膝盖，使身体重心降低，慢慢获得稳定性，之后慢慢练习腿伸直。练习者也可以弯曲上抬腿，放松腘绳肌，然后慢慢伸展上抬腿的膝关节。如果失去平衡，可以两个膝关节都弯曲，重新获得稳定性。

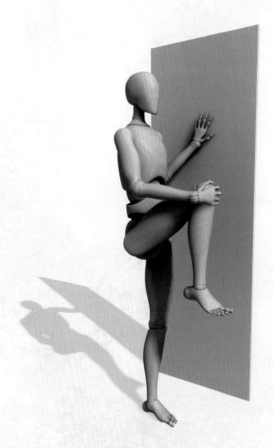

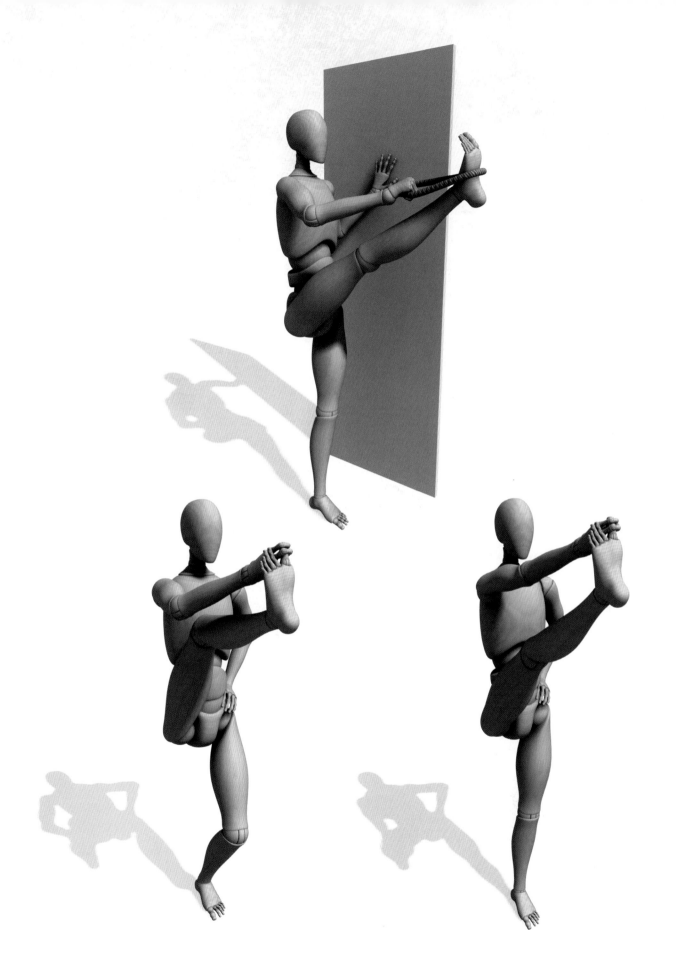

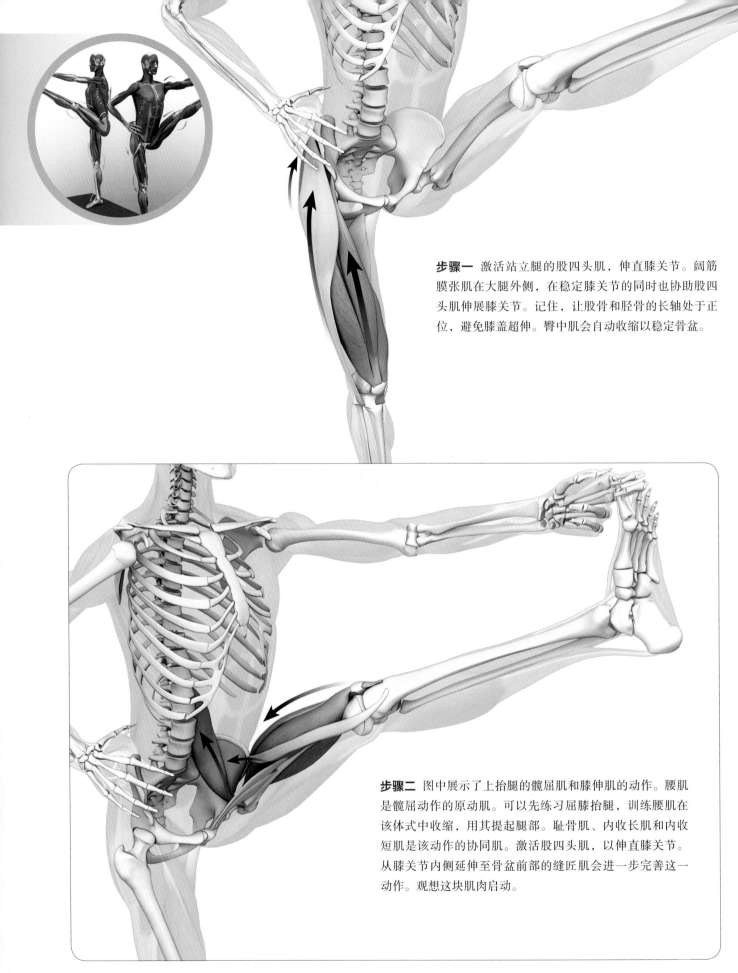

步骤一 激活站立腿的股四头肌，伸直膝关节。阔筋膜张肌在大腿外侧，在稳定膝关节的同时也协助股四头肌伸展膝关节。记住，让股骨和胫骨的长轴处于正位，避免膝盖超伸。臀中肌会自动收缩以稳定骨盆。

步骤二 图中展示了上抬腿的髋屈肌和膝伸肌的动作。腰肌是髋屈动作的原动肌。可以先练习屈膝抬腿，训练腰肌在该体式中收缩，用其提起腿部。耻骨肌、内收长肌和内收短肌是该动作的协同肌。激活股四头肌，以伸直膝关节。从膝关节内侧延伸至骨盆前部的缝匠肌会进一步完善这一动作。观想这块肌肉启动。

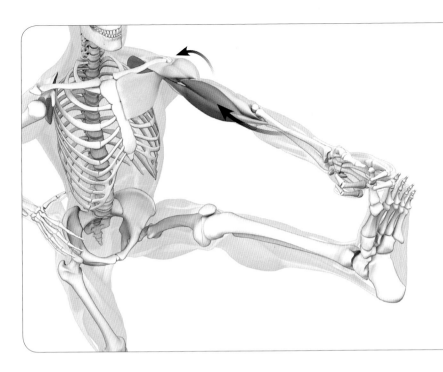

步骤三 现在，用手将该腿提得更高。收缩胸锁骨区域上半部的胸大肌和三角肌前束，抬高手臂。如果想知道这些肌肉启动是什么感觉，可将手掌按向一面墙，并尝试将手向天花板方向擦。然后回到这一体式。激活肱二头肌和肱肌，以弯曲肘关节。这些动作使腿抬得更高，并强化了臀大肌、腘绳肌和腓肠肌的拉伸。

步骤四 因为进行这一体式时，上抬腿的腘绳肌和臀大肌（属于背部运动链）受到拉动，练习者会有前倾的倾向。通过使腰椎形成内凹的弧度，以激活竖脊肌，并收缩站力腿的臀部、腰方肌和臀大肌，可以修正这一倾向。注意这一步如何使上抬腿抬得更高，并突出该腿后部肌肉的拉伸。

总结 在站立手抓大脚趾式这一体式中，主要目的是拉伸腘绳肌，次要目的是拉伸腓肠肌和臀大肌。

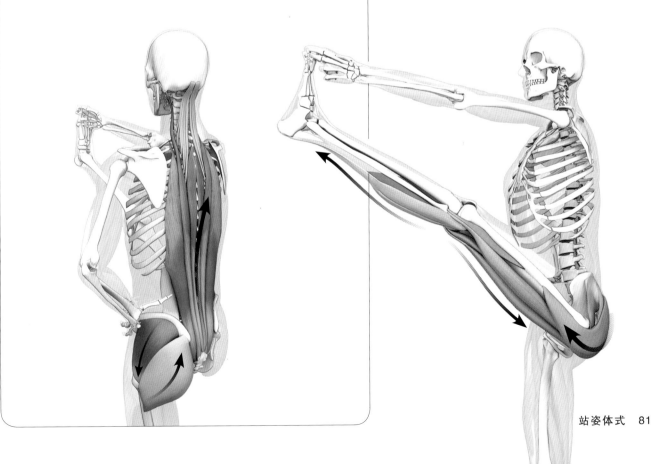

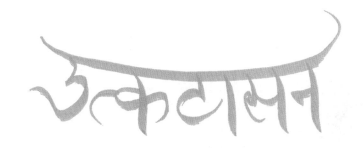

UTKATASANA

幻椅式

　　幻椅式和树式一样，也运用到同时上升和下沉的概念。该体式中的几个动作创造了这种效果。髋关节屈曲，使骨盆前倾。收缩臀部肌肉，使骨盆后倾，以修正前倾。均匀下压双脚，从足跟开始，将重量分布到整个足底；膝关节夹紧。你会发现，这一动作会带来稳定与平衡。这些动作结合起来，为下肢创造出一股下沉的力。接着，激活竖脊肌和腰方肌以提升躯干，使上半身向上升。将肩胛骨拉向身体中线，往下背拉，以展开胸腔。举起双臂，伸直肘关节。最后完善体式，通过稍微启动腹直肌以避免胸腔前突。

基本关节位置

· 膝关节屈曲。

· 髋关节内收、屈曲。

· 背部伸展。

· 肩关节屈曲、外旋，手臂高举过头。

· 肘关节伸展。

· 前臂旋前。

· 颈椎伸展，使头部后仰。

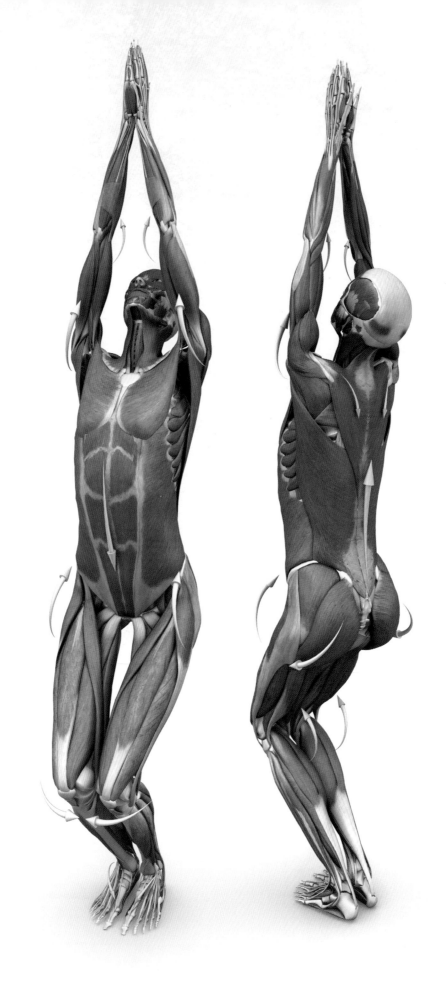

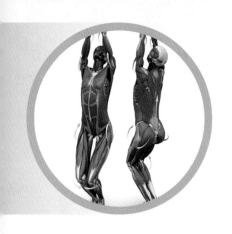

幻椅式准备动作

开始时，双手放在髋关节，以放低身体重心。将肩胛骨收向背部中线，扩展胸腔。膝关节弯曲，激活内收肌，将两个膝关节挤向一起。平衡骨盆的前倾和后倾，同时将整个身体的重量均匀分布到整个脚底。先让足跟承重更多，这样重心会直通踝关节中心，而不是落到前脚掌。接着，双手举过头部，肩膀向后下方拉，放松颈部。同时，头部后仰，眼睛向上看向自己的双手。练习者可以使用一把椅子来拉伸肩伸肌。如下图，将肘部放在椅面上，躯干屈曲，并保持该姿势。接着，将肘部压向椅子，创造辅助拉伸的效果。放松，使躯干屈曲加深，以打开肩膀。接着练习幻椅式，注意此时手臂如何更大程度地举过头顶。

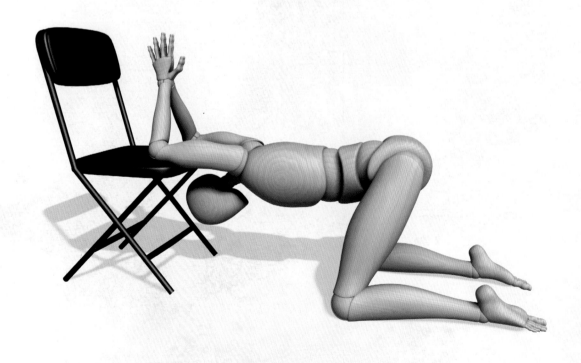

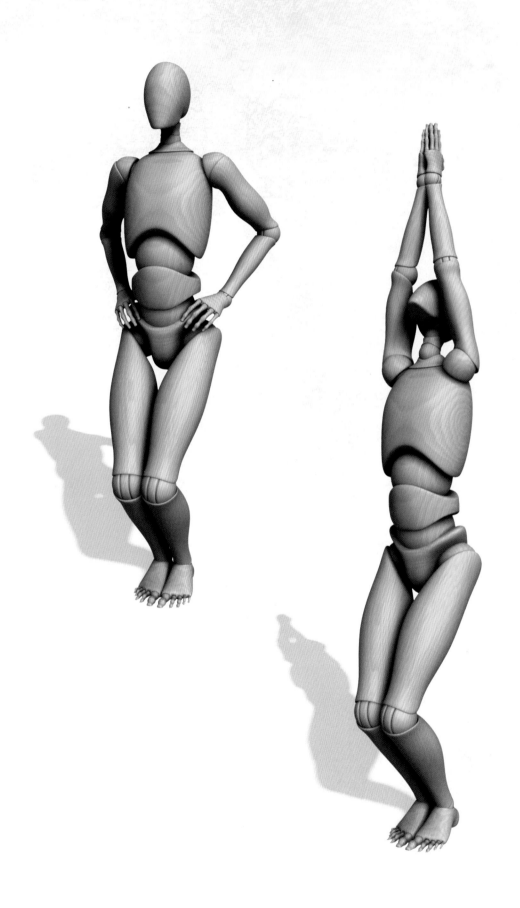

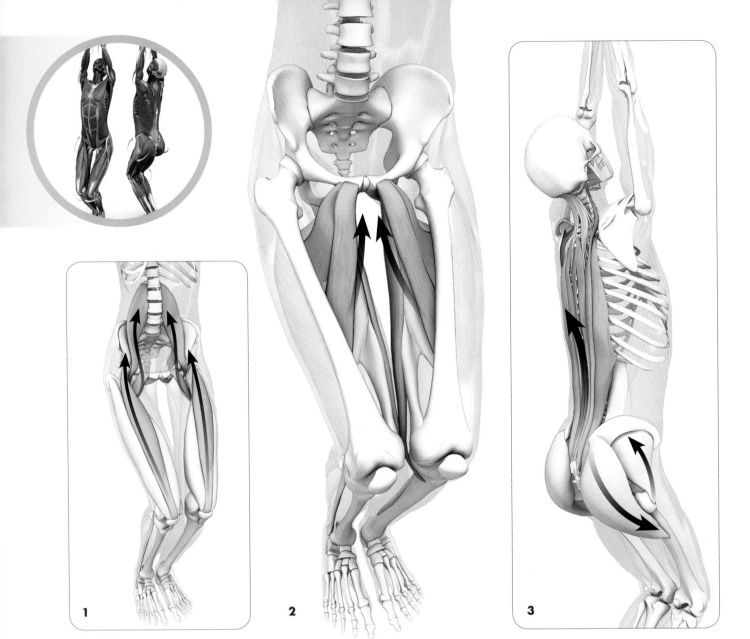

步骤一 激活腰肌和耻骨肌，以屈曲髋关节。膝关节弯曲，同时启动股四头肌以稳定下半身。注意股四头肌的其中一个肌头——股直肌如何与髋屈肌协同作用。这是因为股直肌是多关节肌（即跨过多个关节的肌肉），由骨盆前端发端。观想股直肌以便使其启动。

步骤二 激活大腿内侧的内收肌群，夹紧膝关节。位置更靠前的肌肉，内收长肌和内收短肌，也有助于骨盆前倾。

步骤三 启动臀大肌，使骨盆向后下方倾斜，抵消髋屈肌造成的骨盆前倾。注意臀小肌，在这个姿势中，臀小肌会协助进行屈髋运动。收缩竖脊肌和腰方肌，上提躯干。

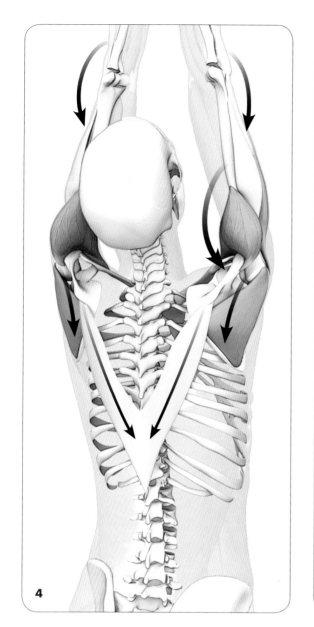

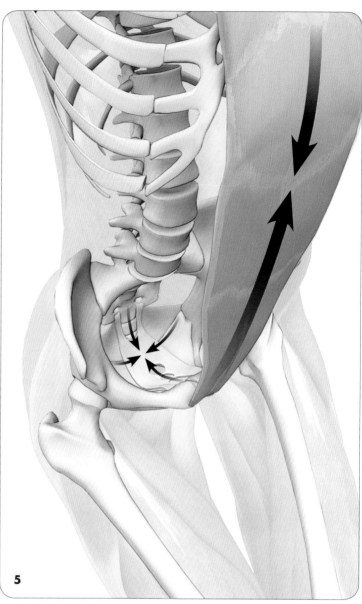

步骤四 激活三角肌前半部分，举起双臂。收缩肱三头肌以伸直肘关节，同时激活冈下肌，使肩膀外旋。启动胸小肌和前锯肌（如同在山式中），将胸腔向上展开。头部后仰。

步骤五 收缩腹直肌，完成体式。这会下拉胸腔，拉伸肋间肌。这也会增加腹内压，并造成一种"气袋"的效果，会稳定脊柱。激活骨盆底肌，创造"会阴收束"。在启动盆膈上的肌肉的同时将膝关节夹紧，可增加会阴收束的收缩力量。这个动作即为肌肉动员。

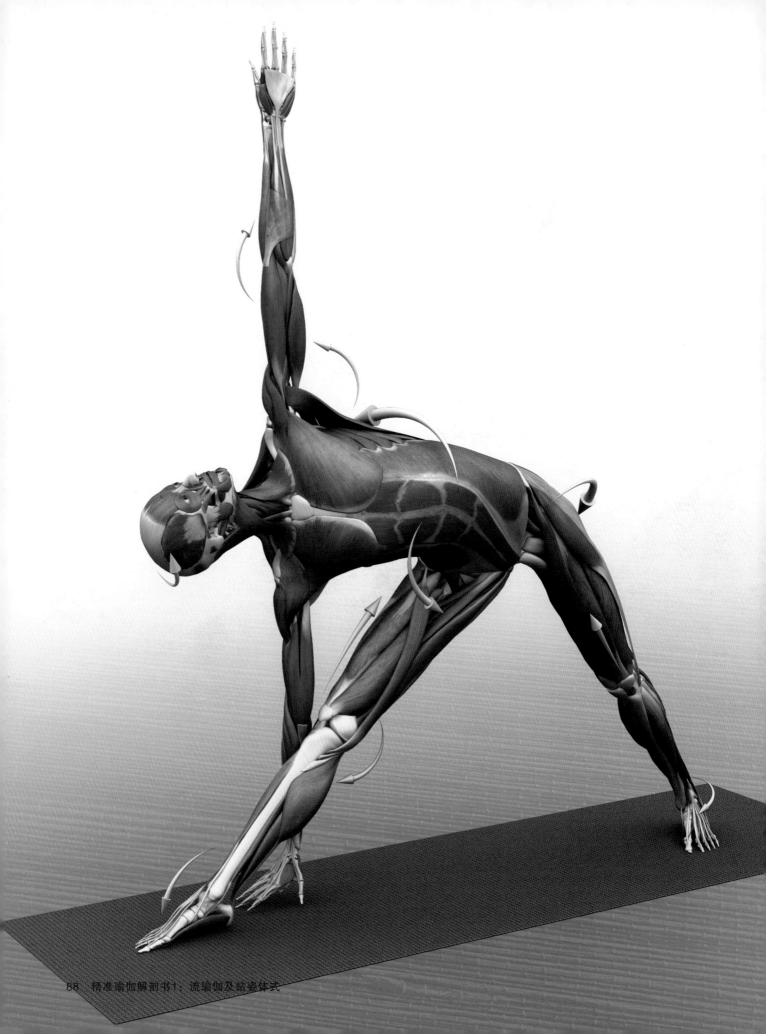

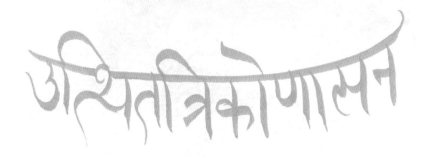

UTTHITA TRIKONASANA

三角伸展式

三角式最主要的关注点是拉伸前面一条腿的腘绳肌。该体式拉伸的次要区域，包括躯干上半部分、后方腿的腘绳肌和腓肠肌。后腿髋关节外旋时，骨盆前部也会跟着打开。注意三角式里的双脚，身体的重量要平均分布在足底。通过尝试将后脚"擦动"离开前脚，激活后腿的股四头肌和臀肌。因为后脚还固定在瑜伽垫上，不能移动，向后擦的力会传到后腿膝关节的后部，打开这一区域。注意，背部上侧曲线伸得越直，前腿腘绳肌的拉伸就越深入。这是因为启动腰方肌上半部分会使骨盆轻轻前倾，提起坐骨结节。看一下图片中展示躯干向上旋转的箭头，注意该动作与腘绳肌的联系。身体向上转时，前腿膝关节有向内转的趋势。通过外旋后腿髋关节，保持前腿膝关节指向正前方，可以对抗这一趋势。将跖球压向地面，以创造一种沿着腿部螺旋向上的力。这个动作展示了共同激活肌肉可以创造稳定性。

基本关节位置

- 前腿膝关节伸展。
- 后腿膝关节伸展。
- 后脚内转30度、旋后。
- 前脚外转90度。
- 躯干侧屈曲。

- 前腿髋关节屈曲。
- 后腿髋关节伸展、外旋。
- 双肩外展。
- 两个肘关节完全伸展。
- 颈椎旋转，使面部朝上。

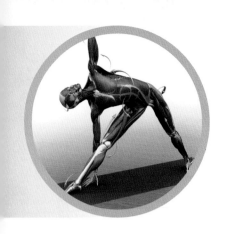

三角伸展式准备动作

先将后脚向内转动30度，前脚向外转动90度，这样前脚足跟到后脚足弓在一条线上。激活股四头肌，伸直膝关节；收缩臀部，打开骨盆前侧。

接下来，弯曲前腿膝关节，通过尝试屈曲躯干，将肘部压在大腿上。这个动作可以单独伸展并唤醒腰肌。你也可以尝试抬腿，对抗肘部（即尝试屈曲髋关节）。腰肌可以向腿屈曲躯干，也可以向躯干屈曲腿。对抗肘部抵住腿的力，可以唤醒腰肌。当你收缩腰肌时，骨盆会前倾，坐骨结节会向后移动。仔细感觉，当以这种方式移动腘绳肌的起端时，腘绳肌的拉伸是如何加深的。伸直前腿膝关节，拉伸腘绳肌止端的区域，同时放低躯干，加深体式。

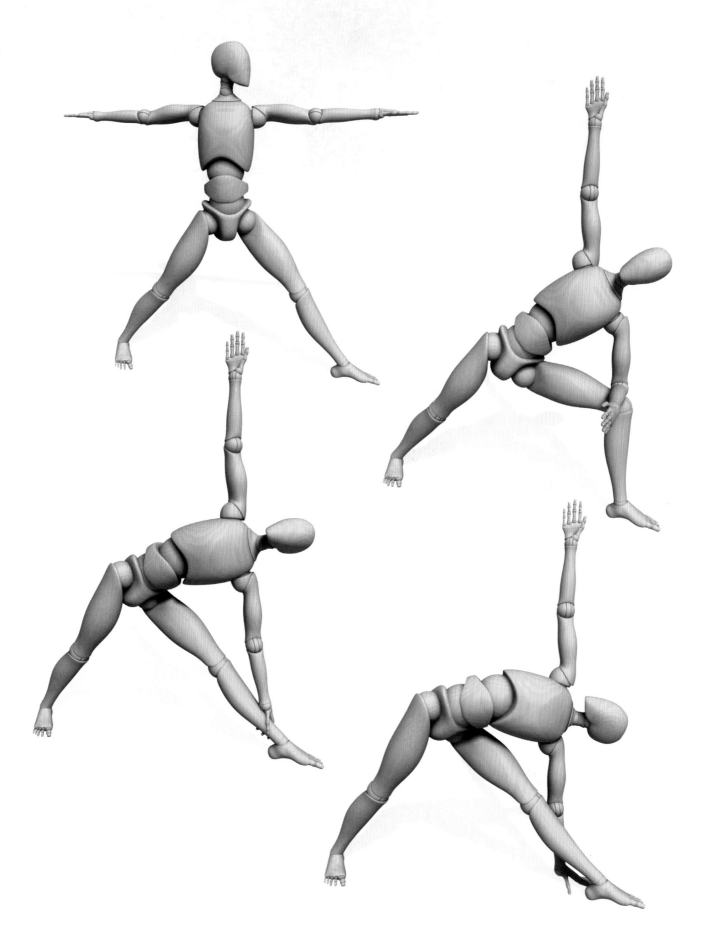

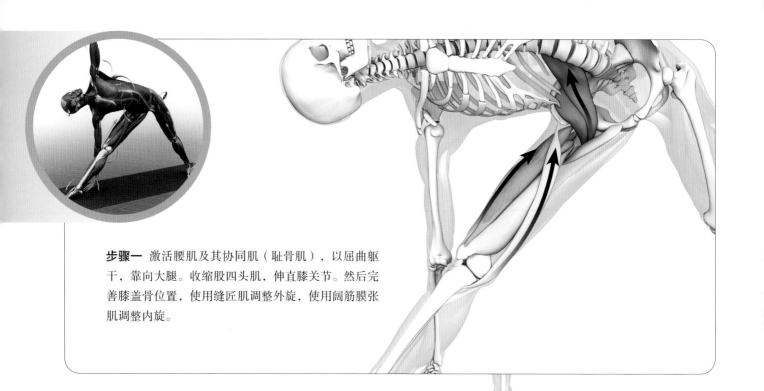

步骤一 激活腰肌及其协同肌（耻骨肌），以屈曲躯干，靠向大腿。收缩股四头肌，伸直膝关节。然后完善膝盖骨位置，使用缝匠肌调整外旋，使用阔筋膜张肌调整内旋。

步骤二 后脚向内转，并通过收缩胫骨前肌使后脚背屈。收缩股四头肌，伸直膝关节。激活阔筋膜张肌，内旋大腿。这可以平衡后腿臀大肌收缩导致的大腿外旋。将后脚固定在瑜伽垫上，尝试让其"擦动"离开前脚，以收缩臀中肌。该动作的力会打开膝关节后侧，会对该区域腘绳肌和其他组织创造一种特殊的拉伸。

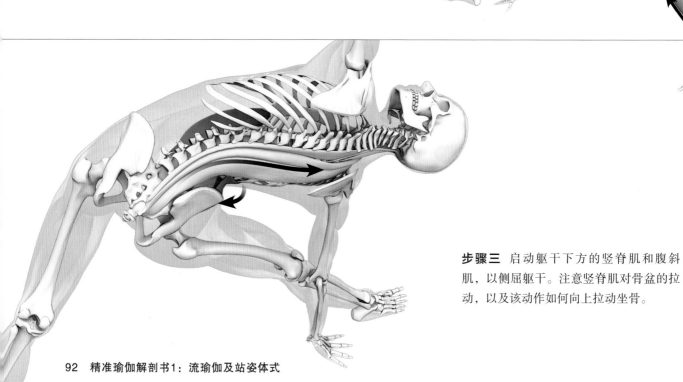

步骤三 启动躯干下方的竖脊肌和腹斜肌，以侧屈躯干。注意竖脊肌对骨盆的拉动，以及该动作如何向上拉动坐骨。

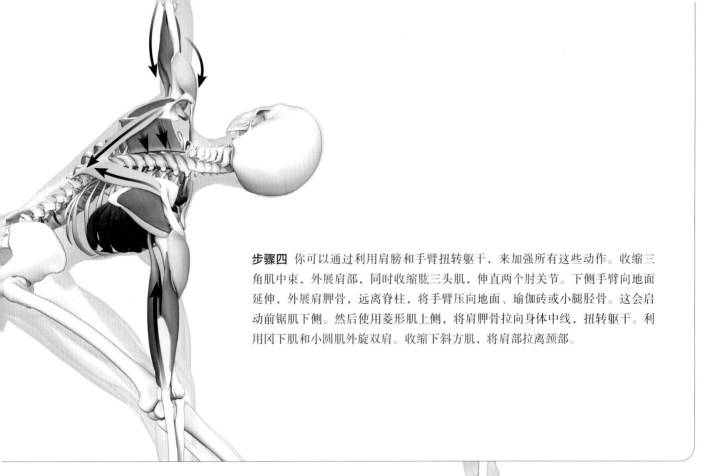

步骤四 你可以通过利用肩膀和手臂扭转躯干，来加强所有这些动作。收缩三角肌中束，外展肩部，同时收缩肱三头肌，伸直两个肘关节。下侧手臂向地面延伸，外展肩胛骨，远离脊柱，将手臂压向地面、瑜伽砖或小腿胫骨。这会启动前锯肌下侧。然后使用菱形肌上侧，将肩胛骨拉向身体中线，扭转躯干。利用冈下肌和小圆肌外旋双肩。收缩下斜方肌，将肩部拉离颈部。

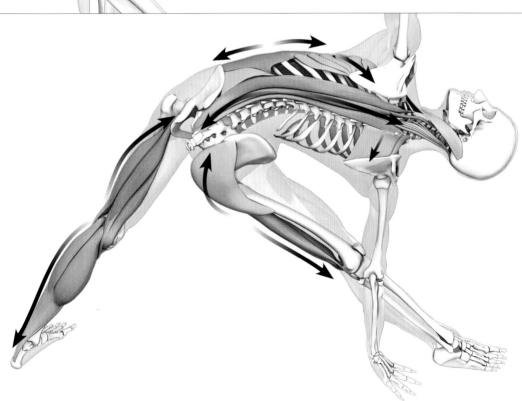

总结 注意你已经激活的肌肉的拮抗肌如何拉伸。前腿的腘绳肌和臀大肌是三角伸展式的拉伸重点，背部上侧和腹部的肌肉也会得到拉伸。后腿腓肠肌和比目鱼肌也因为踝关节背屈和足部内旋得到拉伸。下侧手臂向下伸可以拉长这一侧的菱形肌。上侧的肩胛骨拉向身体中线，则会拉伸上侧的前锯肌。

वीरभद्रासन २

VIRABHADRASANA II

战士第二式

　　该体式体现了战士的精神，展示出了蓄势待发、坚定和勇气。我将战士第二式放置在三角式之后，是因为从生物力学角度来说，逐渐加深骨盆的扭转，动作会更加流畅，使练习有一种连续性。在三角式和战士第二式中，骨盆都是相对面向前方的。在战士第一式和第三式中，骨盆则向前腿扭转。本书的体式顺序是按照生物力学的逻辑来安排的：比如，蓄势待发（战士第二式），准备发动（战士第一式）以及向前发动（战士第三式）。每一个战士体式都同时包含向前和向后、向上和向下的动作元素。这些潜在动作都传达了能量充沛、向前发动的涵义。战士第二式的重点是增强前腿力量的同时打开骨盆前部和胸腔。练习时容易出现驼背、胸腔前移的趋势。伸直手臂，以对抗这种趋势，展现出该体式中身体的内部力量与自信。将后足跟牢牢固定在地面上，后面的手臂向远处伸展，远离身体，以建立该体式的基础。这两个动作能避免身体前倾，稳定姿势。若大腿肌肉开始酸疼，使前腿膝关节稍微伸直，休息一会儿，然后回到完整姿势。使头部轻轻后仰，眼睛目视前方。

基本关节位置

- 后脚内旋30度、旋后。
- 后腿膝关节伸展。
- 后腿髋关节伸展、外旋。
- 前腿髋关节和膝关节屈曲90度。
- 双肩外展、外旋。
- 肘关节伸展。
- 前臂旋前。
- 颈椎旋转以转动头部。

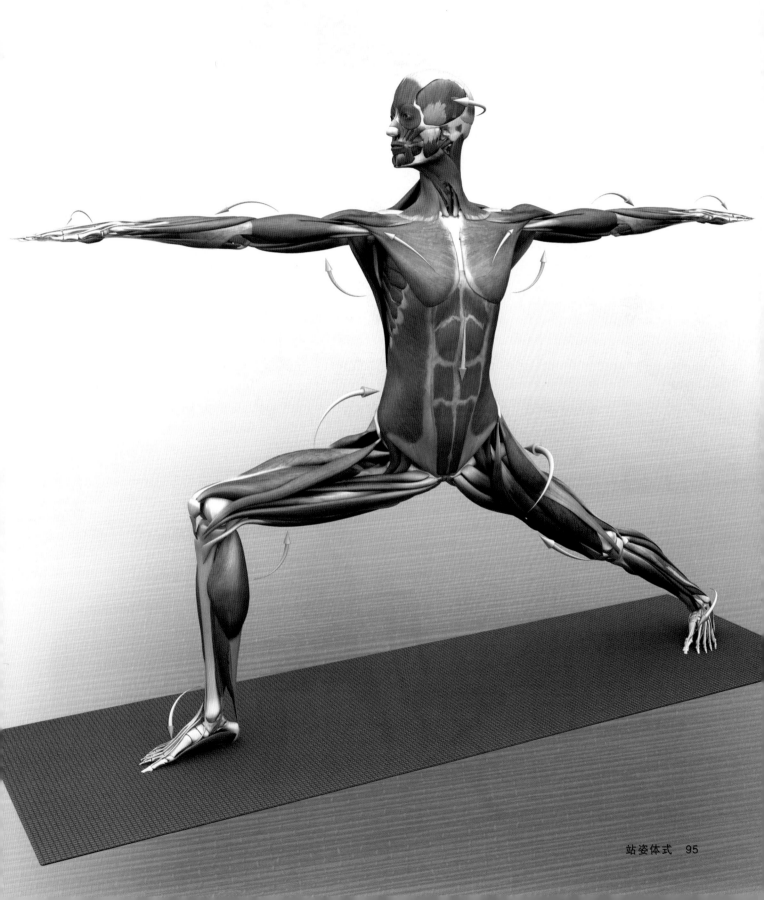

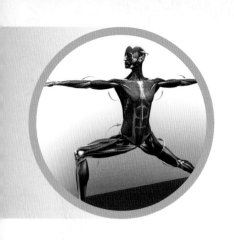

战士第二式准备动作

开始时屈曲前腿髋关节和膝关节。将肘部放在大腿上，下压（如同在三角式中那样）。该动作会唤醒包括腰肌在内的髋屈肌。在前腿髋关节屈曲的同时，启动后腿臀部和下背部的肌肉，以提起躯干，打开胸腔。刚开始练习，你可能希望在此多做停留，调整大腿肌肉以保持姿势。前腿膝关节部分屈曲，可以起到这个效果。注意，前腿髋关节、大腿和小腿要一直在一个平面上，这样膝关节就不会内移或外移，而是保持在踝关节正上方。练习时，将注意力环顾全身。比如说，当你伸直膝关节以放松前腿大腿时，保持关注胸腔的打开，并将后足跟牢牢固定在地面上。

你也可以使用折叠椅作为支撑，体验胸腔打开的感觉。前腿膝关节屈曲，进入战士第二式时，手部下压椅背，以抬高胸腔。这可以激活背阔肌、下斜方肌以及菱形肌。然后保持胸部抬高，举起手臂，进入战士第二式的完整姿势。

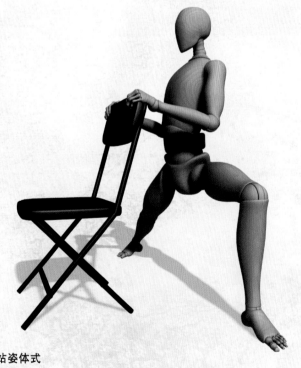

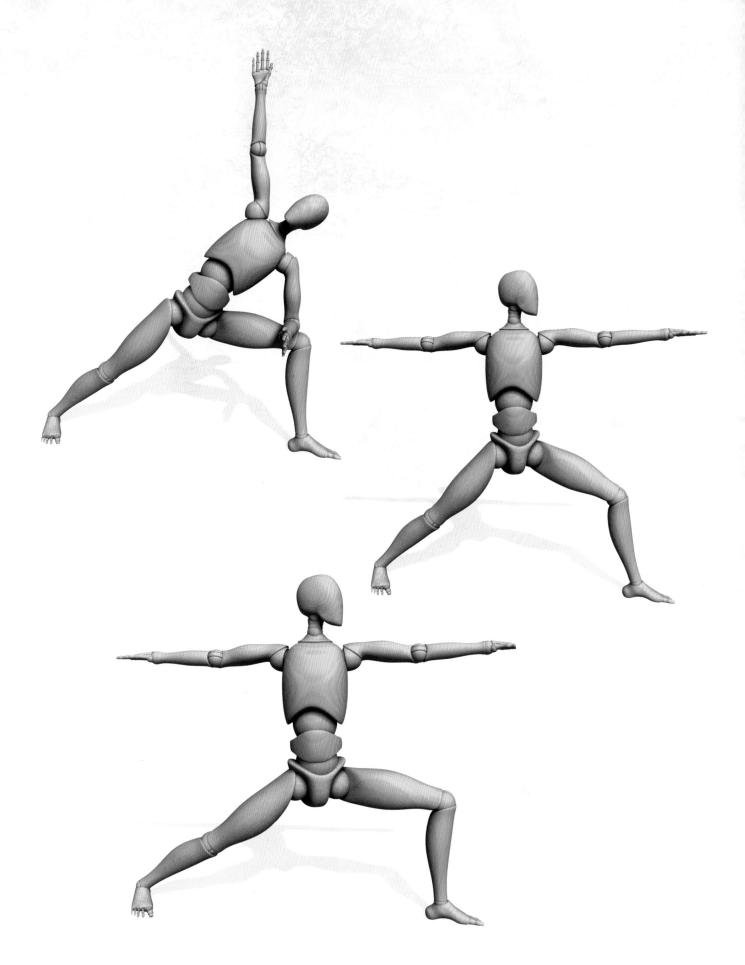

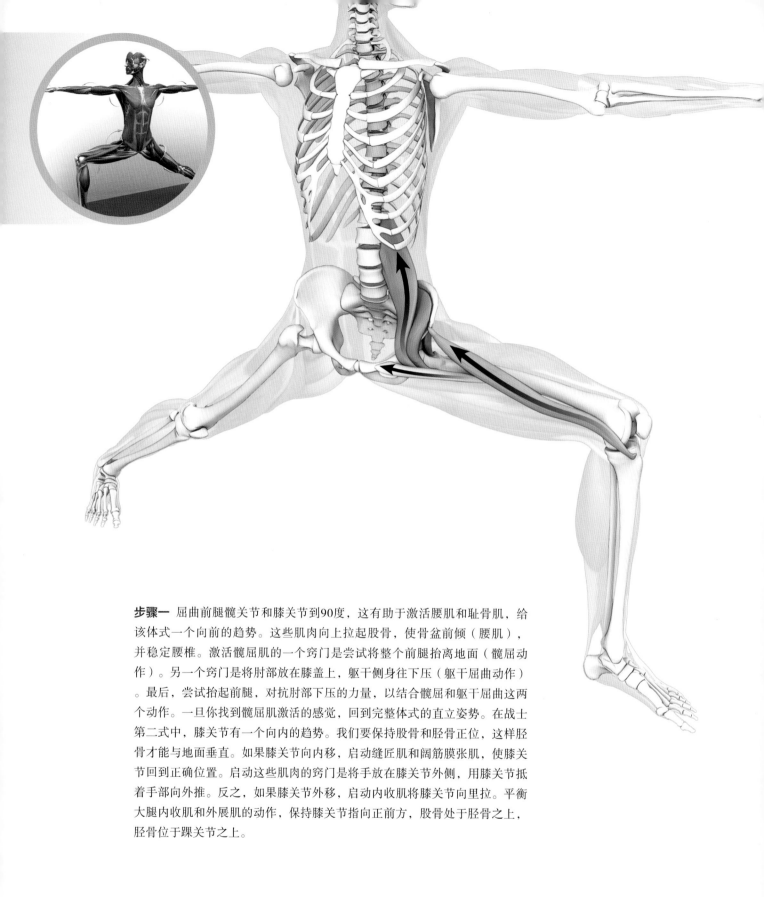

步骤一 屈曲前腿髋关节和膝关节到90度，这有助于激活腰肌和耻骨肌，给该体式一个向前的趋势。这些肌肉向上拉起股骨，使骨盆前倾（腰肌），并稳定腰椎。激活髋屈肌的一个窍门是尝试将整个前腿抬离地面（髋屈动作）。另一个窍门是将肘部放在膝盖上，躯干侧身往下压（躯干屈曲动作）。最后，尝试抬起前腿，对抗肘部下压的力量，以结合髋屈和躯干屈曲这两个动作。一旦你找到髋屈肌激活的感觉，回到完整体式的直立姿势。在战士第二式中，膝关节有一个向内的趋势。我们要保持股骨和胫骨正位，这样胫骨才能与地面垂直。如果膝关节向内移，启动缝匠肌和阔筋膜张肌，使膝关节回到正确位置。启动这些肌肉的窍门是将手放在膝关节外侧，用膝关节抵着手部向外推。反之，如果膝关节外移，启动内收肌将膝关节向里拉。平衡大腿内收肌和外展肌的动作，保持膝关节指向正前方，股骨处于胫骨之上，胫骨位于踝关节之上。

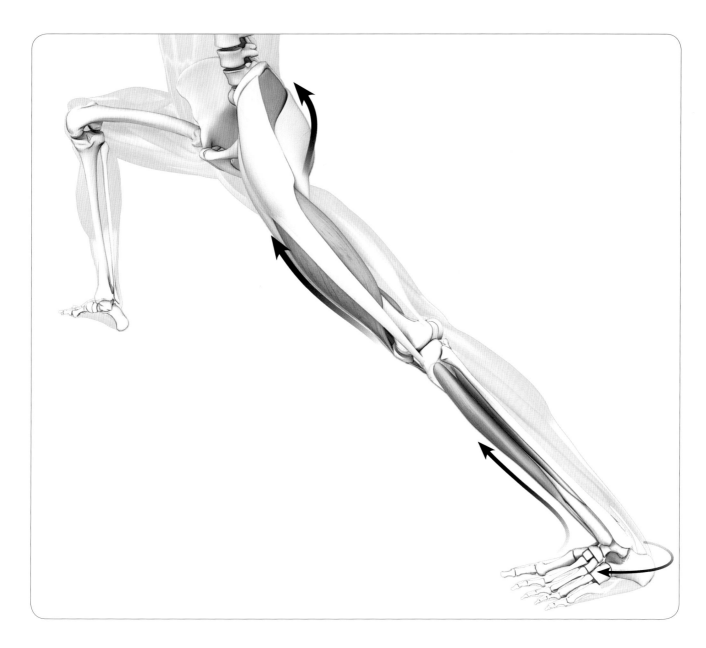

步骤二 前腿髋关节和膝关节屈曲形成的向前动作，被后腿从大腿到后足跟所产生的肌力平衡。激活胫骨前肌和胫骨后肌，使后脚内翻、踝关节背屈。然后将后足跟外侧压向地面，并激活股四头肌以伸直膝关节。尝试将后脚"擦动"离开前脚，以收缩臀中肌，外展股骨。收紧臀部，包起尾骨，以启动臀大肌；该动作可以伸展股骨。臀大肌同时还能外旋髋关节，打开骨盆前部。最后，大腿骨内旋，以平衡臀大肌造成的外旋，稳定后腿髋关节。阔筋膜张肌可以内旋大腿，同时，还可以协同股四头肌，以及稳定后腿膝关节。

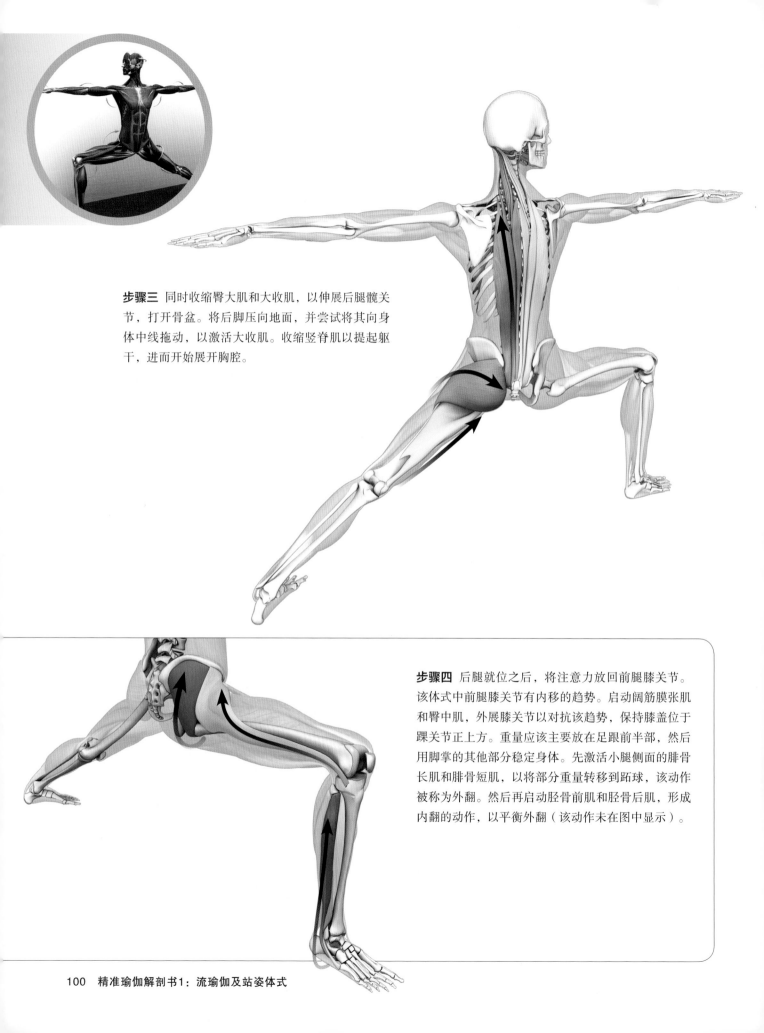

步骤三 同时收缩臀大肌和大收肌，以伸展后腿髋关节，打开骨盆。将后脚压向地面，并尝试将其向身体中线拖动，以激活大收肌。收缩竖脊肌以提起躯干，进而开始展开胸腔。

步骤四 后腿就位之后，将注意力放回前腿膝关节。该体式中前腿膝关节有内移的趋势。启动阔筋膜张肌和臀中肌，外展膝关节以对抗该趋势，保持膝盖位于踝关节正上方。重量应该主要放在足跟前半部，然后用脚掌的其他部分稳定身体。先激活小腿侧面的腓骨长肌和腓骨短肌，以将部分重量转移到跖球，该动作被称为外翻。然后再启动胫骨前肌和胫骨后肌，形成内翻的动作，以平衡外翻（该动作未在图中显示）。

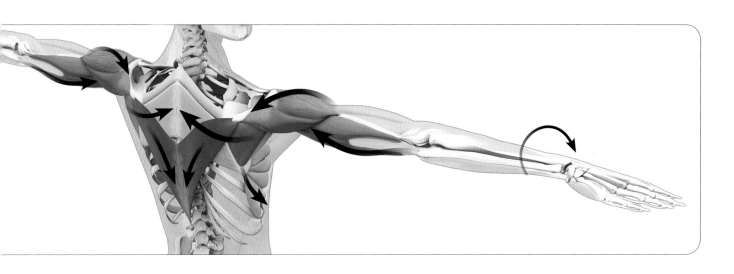

▲ **步骤五** 最后来到肩膀和手臂。启动三角肌中束和后束，以抬起手臂。然后利用冈下肌和小圆肌外旋位于肩关节的上臂骨。利用旋前圆肌和旋前方肌使掌心转动朝下（旋前）。注意肩膀的外旋如何与前臂的旋前结合，创造出一种螺旋的效果，稳定手臂。收缩菱形肌，将肩胛骨拉向脊柱，同时启动

前锯肌，将手臂展开。这些肌肉的共同激活稳定了肩胛骨，并打开了胸腔。启动前臂菱形肌和后臂前锯肌，进一步雕琢体式。启动下斜方肌，下拉肩部，使其远离颈部。收缩肱三头肌，以伸直肘关节。肱三头肌长头同时协助使肩胛骨远离身体中线，展开肩膀。

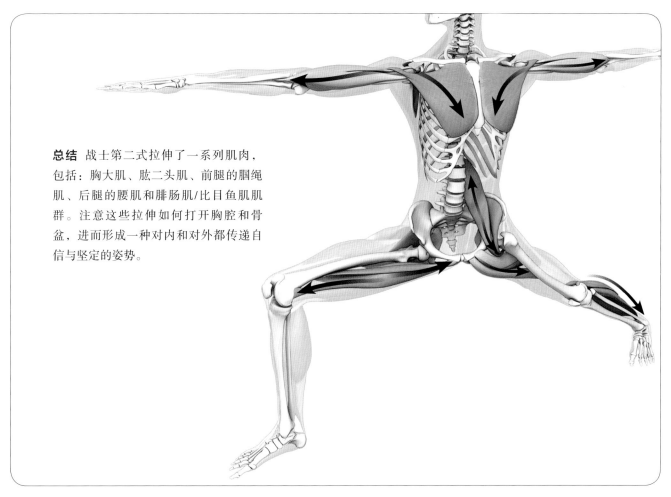

总结 战士第二式拉伸了一系列肌肉，包括：胸大肌、肱二头肌、前腿的腘绳肌、后腿的腰肌和腓肠肌/比目鱼肌肌群。注意这些拉伸如何打开胸腔和骨盆，进而形成一种对内和对外都传递自信与坚定的姿势。

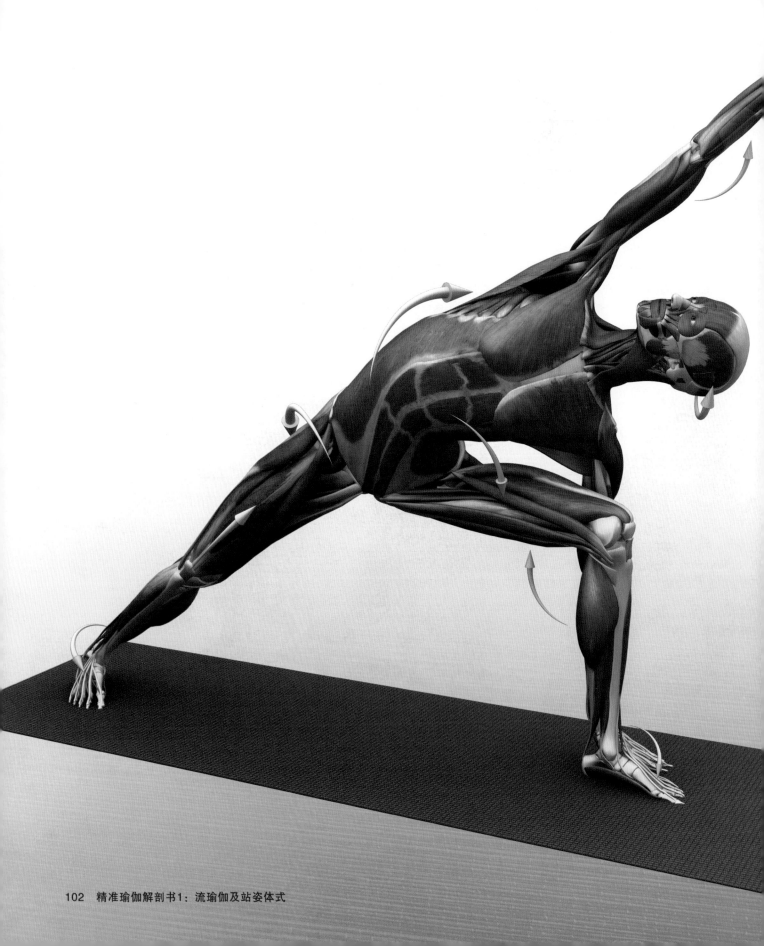

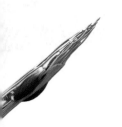

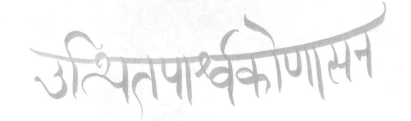

UTTHITA PARSVAKONASANA

三角侧伸展式

　　该姿势是战士第二式的自然延续，这也再次表明瑜伽不同的体式之间是有连续性的。如果把战士第二式想象为投掷一支矛的准备动作，那么三角侧伸展式就是投矛动作。从战士第二式到这个动作，我们的躯干由竖直转为向侧面屈曲，后臂由平伸出去变为越过头部伸展。配合肩膀和手臂的动作，后脚压住地面，使整个上半身得到伸展。后脚内旋，前脚外旋90度。后腿膝关节伸直，髋关节外转。躯干向前大腿上方屈曲，从腹部把胸腔向上扭转。这使得躯干下侧收缩，上侧拉伸。观察一下，双肩和骨盆是如何通过脊柱向两个方向倾斜。从脚后跟到跖球再到脚趾根，慢慢将前脚的重量压在地面上。脸部微微向上转，头部后仰。

基本关节姿势

- 后脚内旋30度，旋后。
- 前脚外旋90度。
- 后腿膝关节伸展。
- 后腿髋关节伸展、外旋。
- 躯干侧屈，向上转动。
- 下侧肩关节外展，肘关节伸展。

- 上侧手臂外展、高举过头、屈曲，肘关节伸展。
- 上侧前臂旋前。
- 颈椎转动头部，脸部向上，颈部微微伸展。

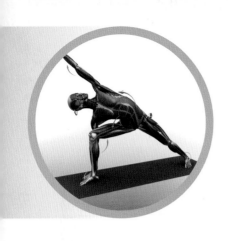

三角侧伸展式准备动作

这个体式准备动作的步骤一是单独伸展和激活腰肌。首先，身体轻轻后仰，向上伸出手臂，拉伸身体前部。接着，如右页上图所示，肘部抵住大腿，用躯干力量下压。收缩后腿的臀部肌肉，感受一下前腿腰肌和后腿臀大肌如何通过共同收缩，稳定骨盆。拉直后腿膝关节，使脚后跟压向地面。下方手臂向下伸展，手放到瑜伽砖或地面上。将躯干的重量压在瑜伽砖上，重新启动腰肌（屈曲躯干）。最后，胸腔向上转动，从手指尖一直伸展到后足跟。

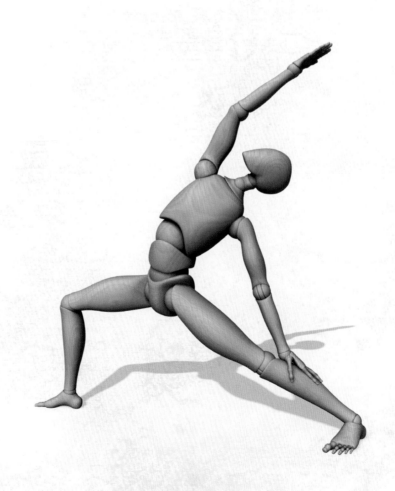

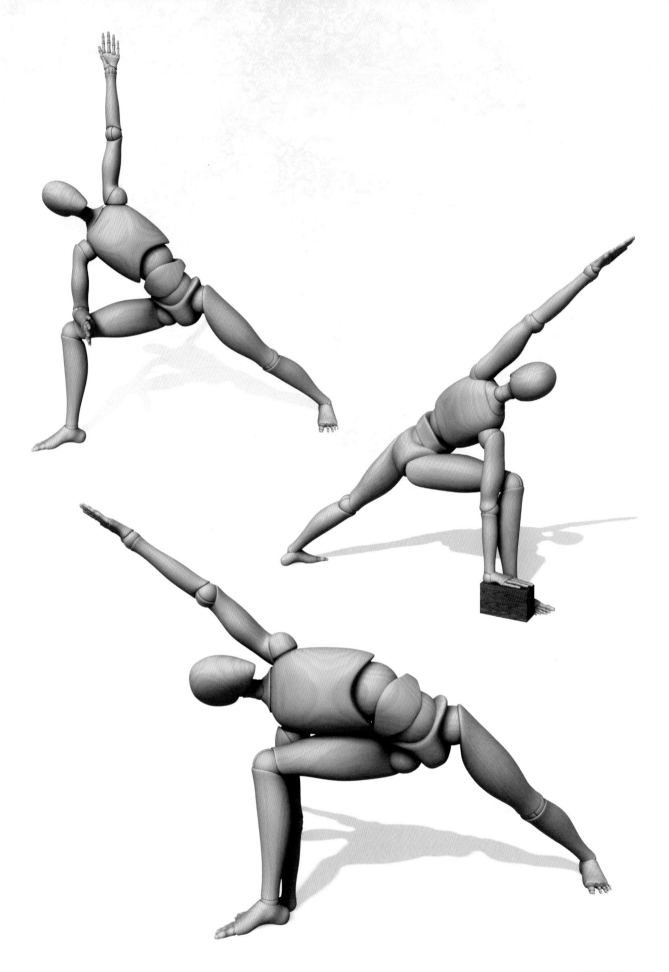

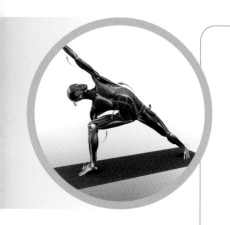

步骤一 收缩下腹肌、髋屈肌，以及脊柱的旋转肌和屈肌，将躯干向前腿弯曲。这里面涉及几个层次的动作：股骨屈曲，骨盆前倾，和不同层次的背部深层肌肉使脊柱侧屈、旋转。

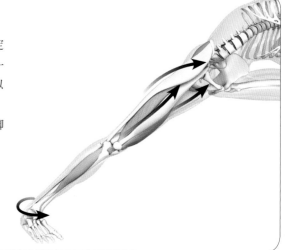

步骤二 收缩胫骨后肌，使后足部向内转动（内旋），牢牢固定在地面上。然后启动胫骨前肌，尝试将足背往胫骨方向拉。这一动作使后足跟向下压。激活股四头肌及其协同肌阔筋膜张肌，以伸直膝关节。共同启动臀中肌和大收肌，稳定髋臼窝里的股骨。这一动作的窍门是尝试将后腿向后"擦"，远离前脚，同时将脚底压入地面。

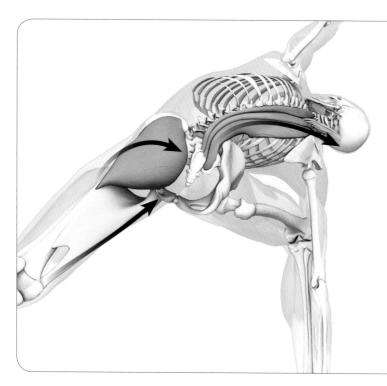

步骤三 本图展示的几块肌肉可以同时收缩以伸展身体背部，同时打开身体前部。臀大肌是基石，伸展和外旋后腿股骨。大收肌是这次拉伸的协同肌。同时启动这些肌肉的窍门是将后脚脚底压入地面，并向瑜伽垫后部拖动。躯干下侧的竖脊肌可以屈曲躯干，并向前向上打开胸腔。这一动作的窍门是加深下背部的内凹弧度。

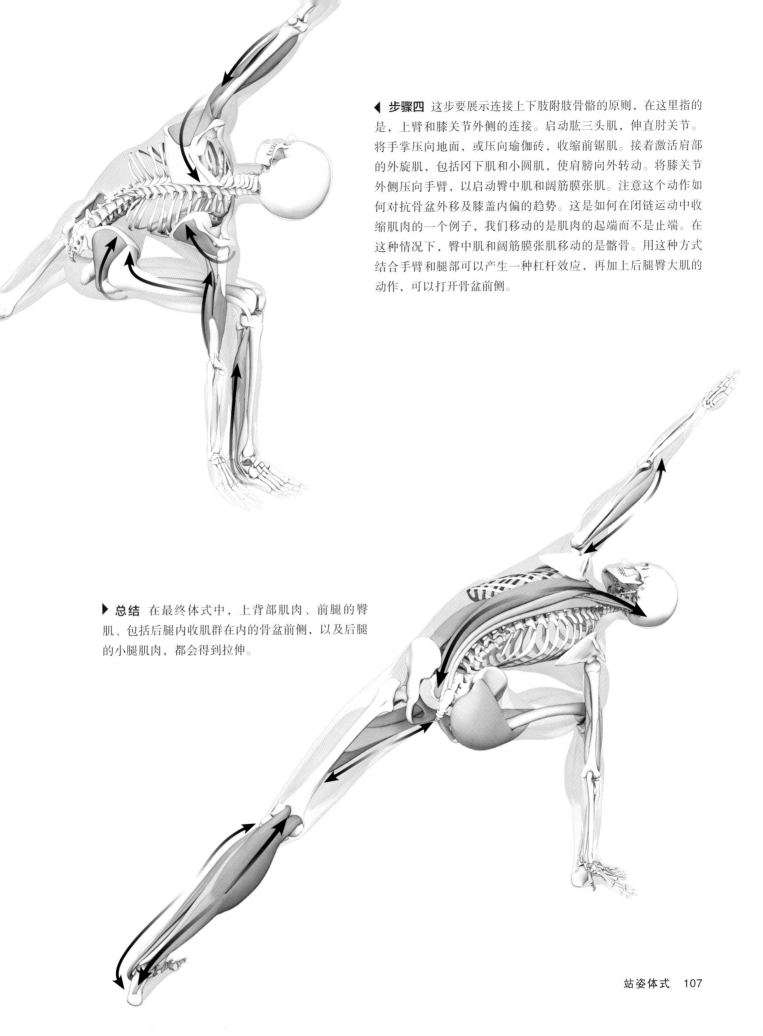

步骤四 这步要展示连接上下肢附肢骨骼的原则，在这里指的是，上臂和膝关节外侧的连接。启动肱三头肌，伸直肘关节。将手掌压向地面，或压向瑜伽砖，收缩前锯肌。接着激活肩部的外旋肌，包括冈下肌和小圆肌，使肩膀向外转动。将膝关节外侧压向手臂，以启动臀中肌和阔筋膜张肌。注意这个动作如何对抗骨盆外移及膝盖内偏的趋势。这是如何在闭链运动中收缩肌肉的一个例子，我们移动的是肌肉的起端而不是止端。在这种情况下，臀中肌和阔筋膜张肌移动的是髂骨。用这种方式结合手臂和腿部可以产生一种杠杆效应，再加上后腿臀大肌的动作，可以打开骨盆前侧。

▶ **总结** 在最终体式中，上背部肌肉、前腿的臀肌、包括后腿内收肌群在内的骨盆前侧，以及后腿的小腿肌肉，都会得到拉伸。

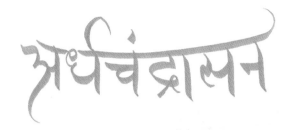

ARDHA CHANDRASANA

半月式

　　半月式的重点是站立腿后侧腘绳肌、臀肌和腓肠肌的深度拉伸。其次是在体式中的平衡动作。保持平衡的动作和使站立腿后侧肌肉拉伸的动作是有内在关联的。比如说，收缩站立腿的股四头肌和髋屈肌，可以帮助保持平衡，同时也会使该腿背面延展的肌肉（腘绳肌和臀肌）因为交互抑制而放松。半月式是前两个体式（战士第二式和三角侧伸展式）的自然接续，推动身体向前进入平衡体式。用这种方式将体式相结合，可以创造体式的协同性和连续性。

　　使用三角法原理找到半月式的中心。三角法不一定指几何三角形，可以是指一个概念的三角形，其中，两个结构动作一起作用，会影响第三个结构。在半月式中，屈曲躯干会使骨盆前倾，并将站立腿腘绳肌的起端（坐骨结节）上拉，这就构成了三角中的一个角。伸直站立腿，将腘绳肌的止端向另一个方向带，这就形成了三角的第二个角。这两个活动结合起来，拉伸了站立腿的腘绳肌，创造了这个概念三角形的顶角。

　　下面我们来看一下该体式的另一个内容：平衡。我们该如何应用基本的物理学原则帮助进行该体式？首先，如果你失去平衡，可以通过弯曲站立腿重获稳定。轻轻降低上抬腿也可以增加稳定性。这两个动作都会降低身体重心，使身体更容易平衡。重获稳定后，你可以收缩股四头肌以伸直膝盖，同时保持髋关节向大腿方向屈曲。将上抬腿当作走钢丝绳的人使用的平衡杆。如果你开始向后倒，使上抬腿前移，如果你开始向前倒，使上抬腿后移。呼吸是半月式的背景音，关注呼吸有助于保持平衡。

基本关节位置

- 站立腿髋关节屈曲。
- 膝关节伸展。
- 上抬腿髋关节外旋。

- 肩关节外展。
- 颈椎旋转，使面部朝上，或保持中正。

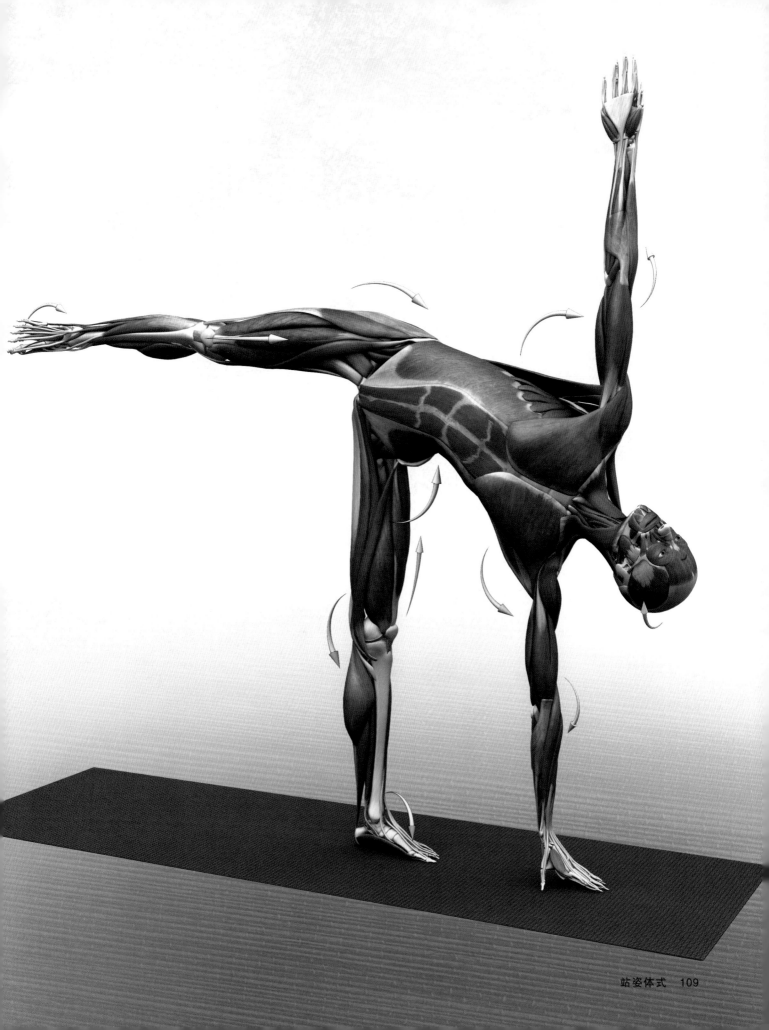

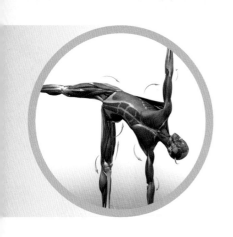

半月式准备动作

　　身体向前弯曲，将肘部抵在大腿上，用躯干的力量往下压，激活腰肌。或者，直接进入大体的三角伸展式。接下来，弯曲站立腿，后脚向前移动大约一个脚掌的距离。同时，将手放在站立腿外侧约三十厘米处。

　　将重量向前压在手上，后腿伸直、上抬，像是一个跷跷板。保持站立腿弯曲，使骨盆在踝关节正上方。最后，激活股四头肌，伸直站立腿，如同液压起重机一样抬起躯干。利用上方手臂进行平衡，并以其为杠杆，打开胸腔。

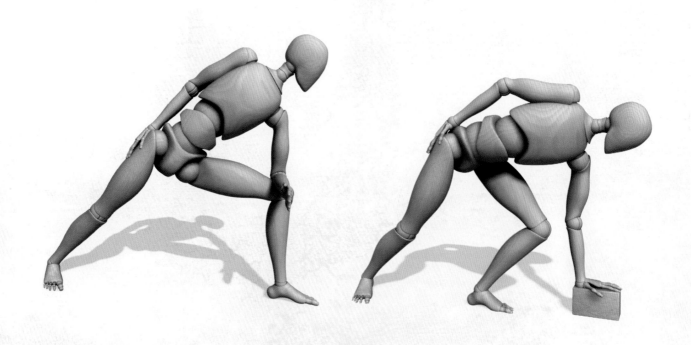

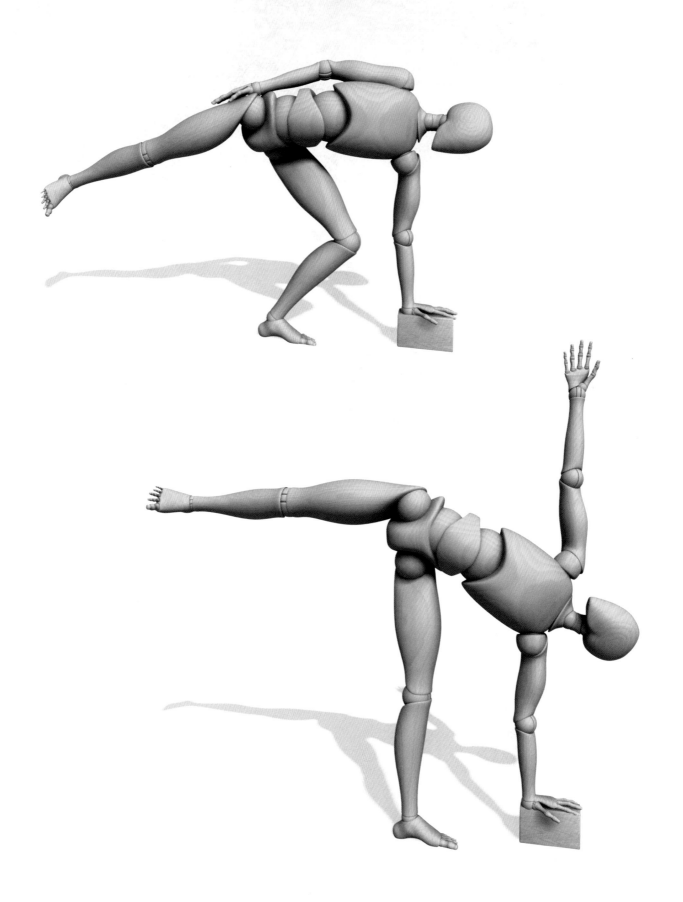

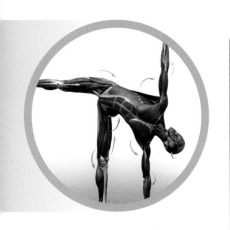

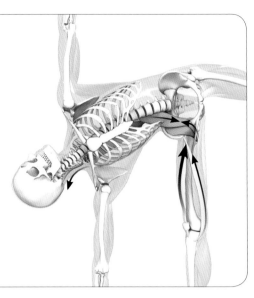

步骤一 启动腹斜肌、背部深层肌肉和髋屈肌，使躯干向侧面屈曲。使用本图观想这些肌肉的收缩。注意，股直肌和缝匠肌跨过骨盆和髋关节，可成为协同性的髋屈肌。向骨盆提膝，可以启动股直肌。

步骤二 使用髋关节的外展肌群——臀中肌、臀小肌和阔筋膜张肌，提起后腿。抬起的后腿膝盖骨要面向正前方。如果它的朝向是偏上的，启动臀中肌和阔筋膜张肌，内旋大腿骨。激活股四头肌以伸直膝关节。收缩小腿外侧的腓骨长肌和腓骨短肌，使足部外翻。这一动作打开足底，刺激这一区域的小能量轮。

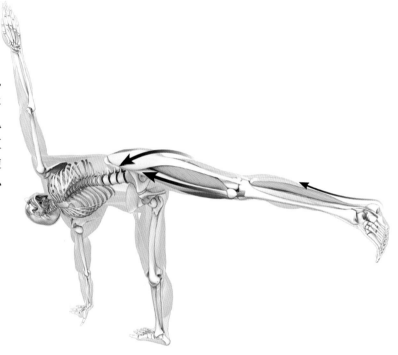

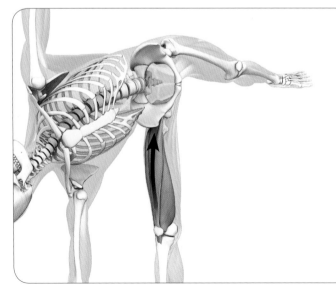

步骤三 用力收缩站立腿的股四头肌，可以伸直膝关节，向上提拉骨盆和躯干。膝关节的伸展，会使腘绳肌在小腿的止端远离在坐骨结节上的起端。收缩股四头肌会通过交互抑制激活腘绳肌，使它们安全地进入拉伸状态。

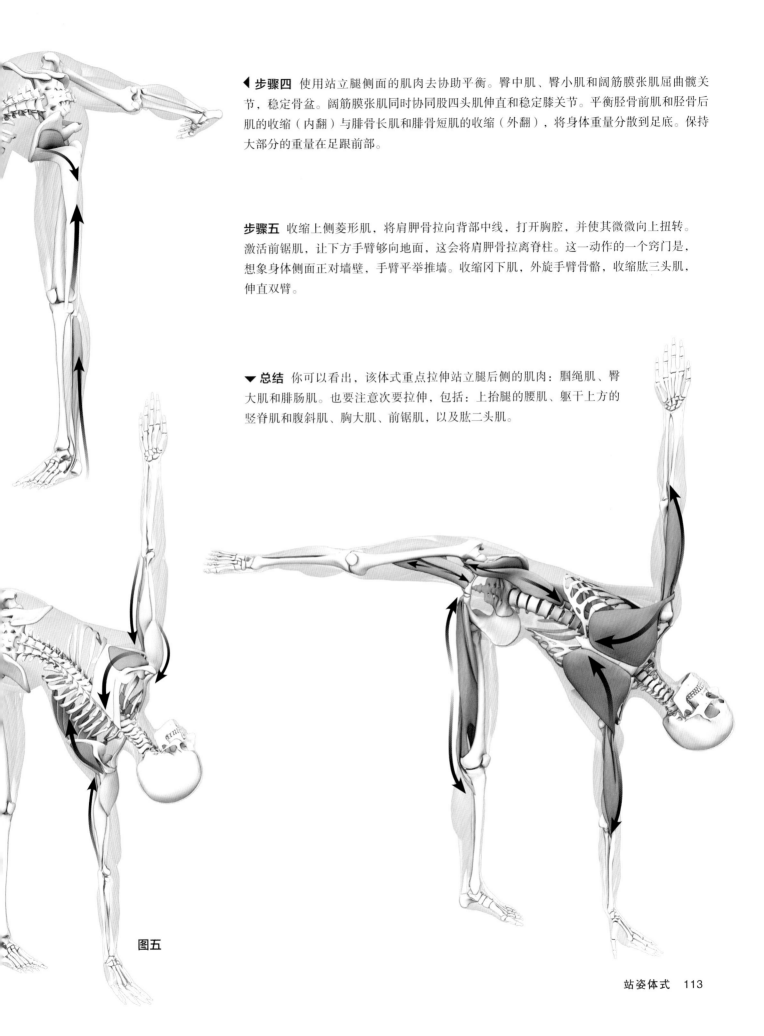

步骤四 使用站立腿侧面的肌肉去协助平衡。臀中肌、臀小肌和阔筋膜张肌屈曲髋关节，稳定骨盆。阔筋膜张肌同时协同股四头肌伸直和稳定膝关节。平衡胫骨前肌和胫骨后肌的收缩（内翻）与腓骨长肌和腓骨短肌的收缩（外翻），将身体重量分散到足底。保持大部分的重量在足跟前部。

步骤五 收缩上侧菱形肌，将肩胛骨拉向背部中线，打开胸腔，并使其微微向上扭转。激活前锯肌，让下方手臂够向地面，这会将肩胛骨拉离脊柱。这一动作的一个窍门是，想象身体侧面正对墙壁，手臂平举推墙。收缩冈下肌，外旋手臂骨骼，收缩肱三头肌，伸直双臂。

总结 你可以看出，该体式重点拉伸站立腿后侧的肌肉：腘绳肌、臀大肌和腓肠肌。也要注意次要拉伸，包括：上抬腿的腰肌、躯干上方的竖脊肌和腹斜肌、胸大肌、前锯肌，以及肱二头肌。

图五

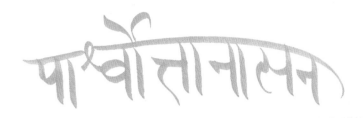

PARSVOTTANASANA

加强侧伸展式

在加强侧伸展式中，骨盆旋转面向前腿。我将这一体式放置于半月式之后，以创造一种动作的连续性。该练习进行到后面我们会更进一步旋转骨盆，所以这一类的体式自然就适合放入逐渐转动骨盆的序列中：一开始，骨盆朝前；接着，骨盆朝向前腿；最后，骨盆旋转进入三角扭转伸展式这样的扭转体式。旋转骨盆会改变后腿臀肌和前腿髋屈肌肌肉纤维的走向，从各个角度激活肌肉。这就体现了在设计瑜伽体式序列时，既保持连续性，又有变化，会如何有效地唤醒肌群，使整体的练习效果胜过单独地将所有体式做一遍。

加强侧伸展式的拉伸重点是前腿的腘绳肌。记住，股四头肌和髋屈肌要有力启动，以刺激腘绳肌产生交互抑制；观察这些肌肉用力是如何改变拉伸的感觉的。次要拉伸重点则是拉伸后腿的腘绳肌和腓肠肌。骨盆、后腿髋关节以及后脚的位置为这些肌肉的拉伸创造了一个特殊的机会。尝试将后脚在瑜伽垫上向远离前脚的方向拖动，打开膝关节后侧，可以加强这一拉伸。

在经典的加强侧伸展式中，双手在后背合十。从中可以看出，古代的瑜伽修行者会设计各种方式，以拉伸一些藏得很深、很难控制的肌肉，在这里是拉伸肩关节的外旋肌，包括冈下肌、小圆肌，以及三角肌等肌肉。注意，不要向该体式中拉伸的腕部过度施加压力。

基本关节位置

- 后脚内旋30度，旋后。
- 前脚外旋90度。
- 躯干屈曲。
- 前腿髋关节屈曲、外旋。
- 后腿髋关节内旋。

- 膝关节伸展。
- 肩关节内旋。
- 腕关节伸展。
- 颈椎稍微屈曲。

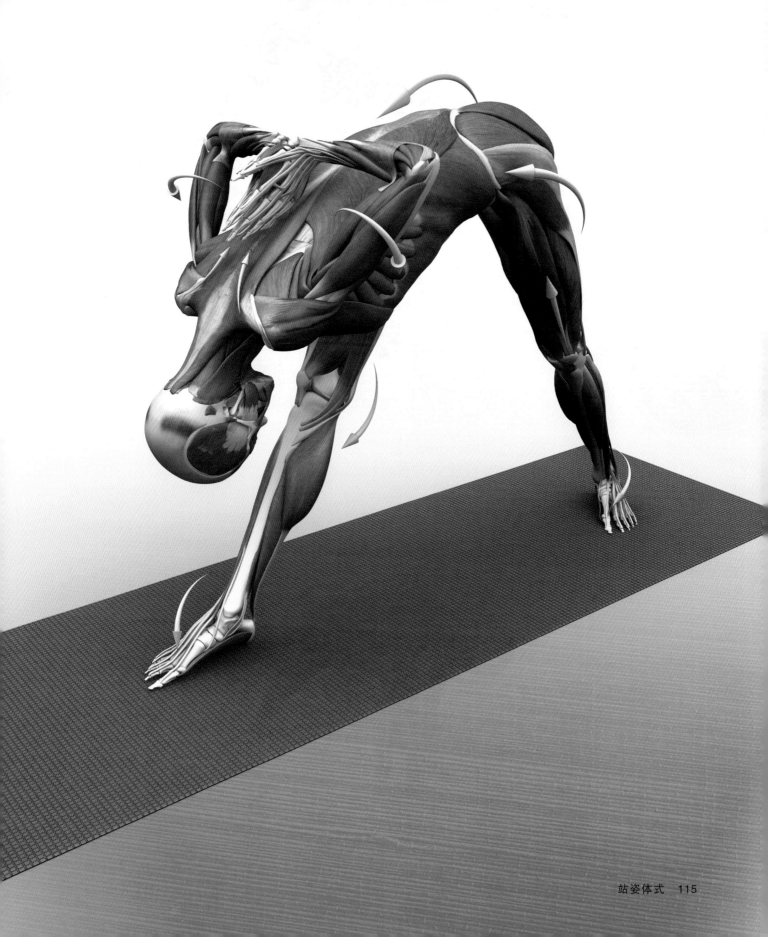

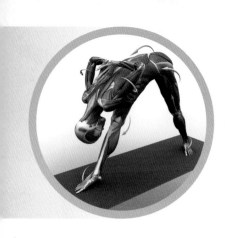

加强侧伸展式准备动作

首先，以山式或双脚分开站立，双手成反祈祷式。不要强迫双手做出该动作，因为这样可能会使腕部受伤（也不要让其他人帮你强行做出该动作）。肩关节旋前，以释放外旋肌。利用外旋肌放松，使背后的双手移向更高的位置，然后再把肩关节旋后。如果不能舒服地做出反祈祷式，则双手互抓肘部、前臂或腕部。后脚内旋约30度，前脚外旋90度。深呼吸，以提起胸腔。弯曲前腿膝关节，使腘绳肌放松，使躯干可以接触或靠近前腿大腿。如下图所示，如果双肩很紧，你可以将双手放在前足的两侧。使躯干紧靠大腿，以激活髋关节和躯干的屈肌。使躯干保持这一姿势，然后收缩股四头肌，以伸直膝关节。如果腿后侧感觉到拉紧，提高躯干，使其稍微离开大腿。小心退出该体式，要保持前腿股骨与小腿在同一个垂直面上。弯曲前腿膝关节，接着伸直前腿，顺势将身体推起。使用背部的伸展肌提起胸腔。

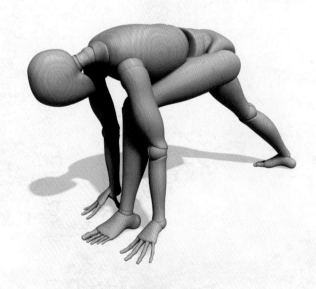

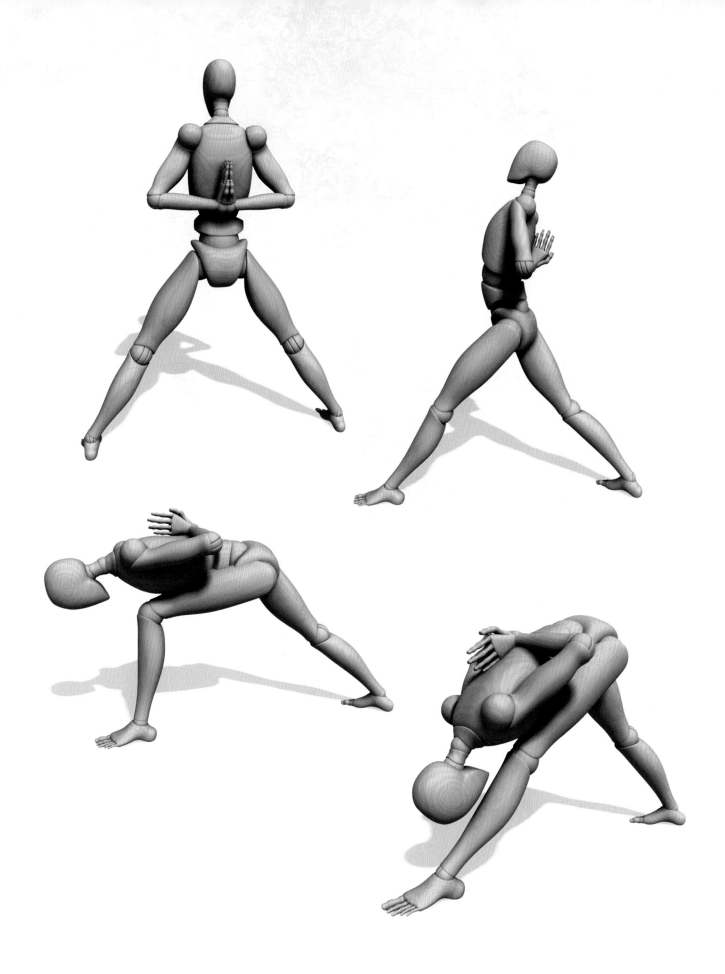

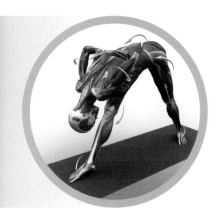

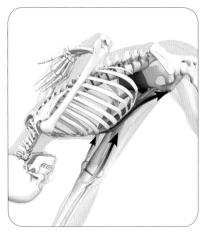

◀ **步骤一** 使用髋关节和躯干的屈肌，将躯干拉到大腿上方。腰肌是主要的髋屈肌，使骨盆前倾，向上、向后提拉坐骨结节（腘绳肌起端）。这会拉伸前腿腘绳肌。注意，股四头肌的其中一头——股直肌会跨过髋关节。当收缩股四头肌以伸直膝关节时，股直肌会协同腰肌的髋屈动作。启动包括腹直肌在内的腹肌肌群，使躯干向前屈曲。

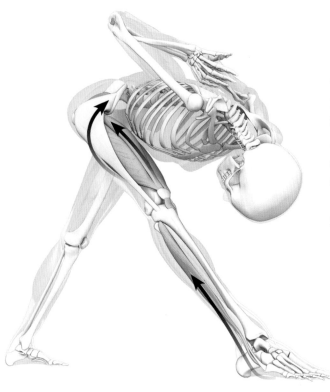

◀ **步骤二** 收缩股四头肌以伸直膝关节，拉伸腘绳肌。注意腘绳肌是如何变得紧绷的。这是因为，肌肉伸展时会出现收缩反应，这是一种无意识的反射动作，避免肌肉撕裂。你可以通过启动该肌肉的拮抗肌，这里即股四头肌，安全地化解这个反射动作。启动股四头肌会产生另一种反射动作，即交互抑制，命令腘绳肌放松，进而伸展。

练习该体式有一种倾向，体重容易转移到前脚外侧，导致踝关节内翻。启动腿部外侧的腓骨长肌和腓骨短肌，使踝关节外翻，并把跖球压入瑜伽垫，可对抗这种趋势。

▶ **步骤三** 让我们看下后腿的活动。后腿膝关节伸直，踝关节内转、背曲。收缩股四头肌，伸直膝关节。启动胫骨前肌，使脚踝背曲。启动胫骨后肌，内翻足部。这造成了腘绳肌和腓肠肌/比目鱼肌肌群的交互抑制，使之放松、伸展。尝试将后脚拖动远离前脚，可增强拉伸感。这一步会刺激后腿臀肌和大收肌收缩。收缩的力被转移到膝关节后部，进一步拉伸腘绳肌和腓肠肌/比目鱼肌肌群。

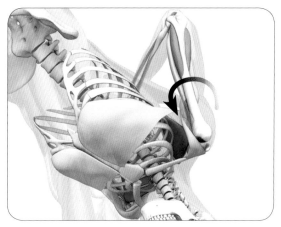

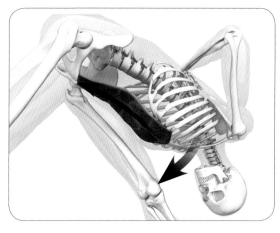

步骤四 观察可以使双手做出反祈祷式的肌群。在生物力学作用下，该姿势可使肩关节的外旋肌拉伸。收缩胸大肌下侧，可加强这一拉伸。这一步的窍门是收缩胸腔前部肌肉，肩部向前绕转。可将手臂举过头顶的三角肌前束，也会使肩关节内旋。观想这些肌肉收缩，以加强内旋。同样，观想肩胛

骨内侧的肩胛下肌收缩，使肩关节内旋。曲肘以启动肱二头肌，以协同肩胛下肌。在手臂放背后的情况下，通过练习，学会启动这些肌肉。激活腹直肌，以屈曲躯干。感受这一动作如何深化肩部拉伸。

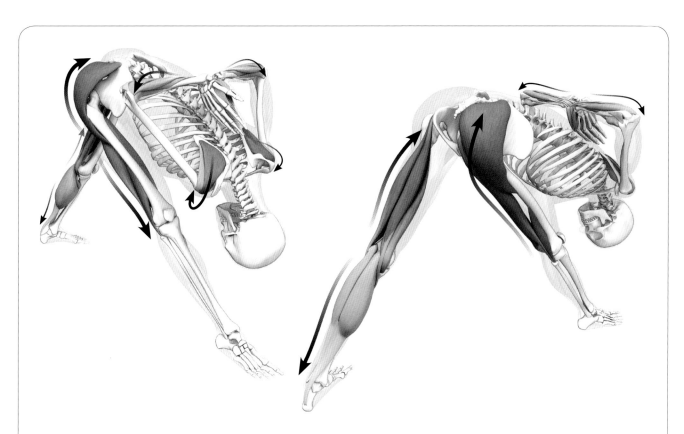

总结 该图展示了上肢处于反祈祷式时肌肉的伸展情况。这些肌肉包括肩袖肌群中的冈下肌和小圆肌，以及腕屈肌。虽然前腿的腘绳肌和臀肌是该体式的关注重点，你还是可以按照上述步骤拉伸后腿腘绳肌和腓肠肌/比目鱼肌肌群。

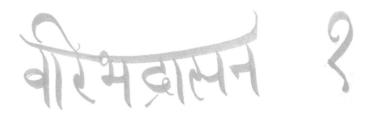

VIRABHADRASANA I

战士第一式

    战士第一式展示了如何通过平衡不同方向的同步动作，创造出稳定的效果。前腿的髋屈肌和后腿的髋伸肌启动，在胸部向上挺的同时降低和稳定骨盆。类似地，前腿的髋关节和膝关节屈曲可以创造一种向前的运动。同时，后腿的髋关节和膝关节伸展，将后脚固定在地面上。这些同步运动使身体充满能量，就像短跑运动员准备起跑。

    在安排站姿体式的顺序时，将战士第一式放在加强侧伸展式后创造了一种协同进程，从骨盆面向前方的体式（三角式和战士第二式）转向面向前腿的体式（战士第一式）。该顺序平衡了向前折叠的动作与向上伸展的动作。在加强侧伸展式中躯干向前腿方向折叠，使身体后侧深度拉伸。战士第一式由该体式起身，由身体核心向外伸展，通过胸腔，向上伸展。

基本关节位置

- 后脚内旋30度、旋后。
- 前脚外旋90度。
- 后腿髋关节和膝关节伸展。
- 前腿髋关节和膝关节屈曲。

- 肩关节屈曲，双手高举过头。
- 肘关节伸展。
- 背部伸展。
- 颈椎伸展。

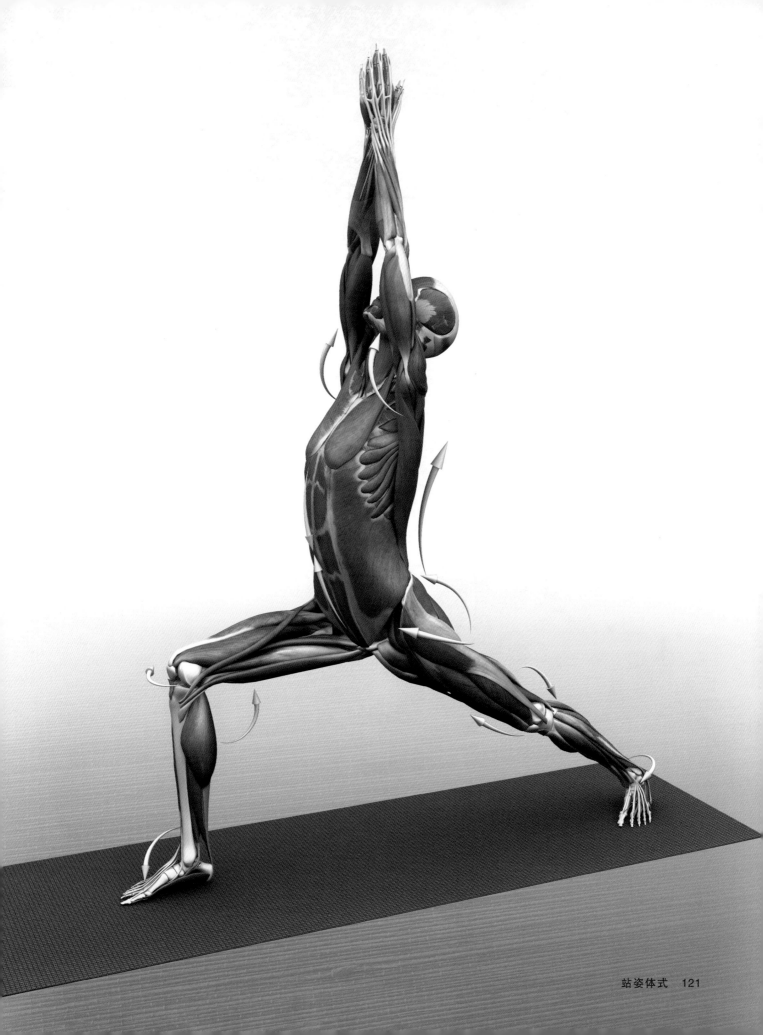

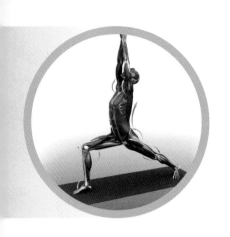

战士第一式准备动作

　　将髋关节转向前腿，摆出该体式的大致姿势。激活后腿臀部和大腿肌肉。举起手臂，提起胸腔。在该位置，屈曲前腿髋关节和膝关节至90度（膝盖要在踝关节正上方）。在最开始，或任何感到疲劳的时候，可以减小膝关节的屈曲程度，使动作更容易一些。在退出该体式时，要保持前腿股骨和胫骨在一个垂直平面上，这有助于保护膝关节。你还可以通过使用屈膝版本的卧手抓脚趾腿伸展式（如下图），增加准备动作的前腿髋展肌的拉伸。

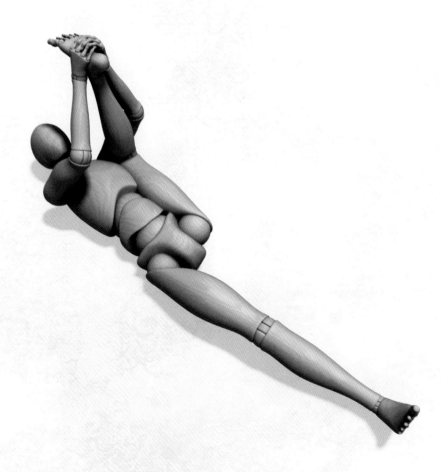

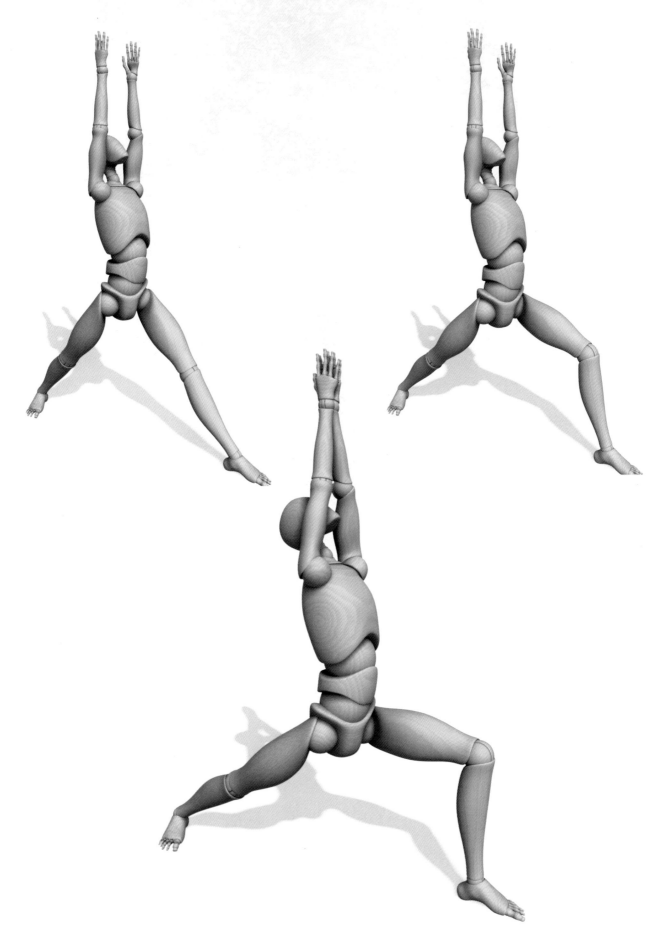

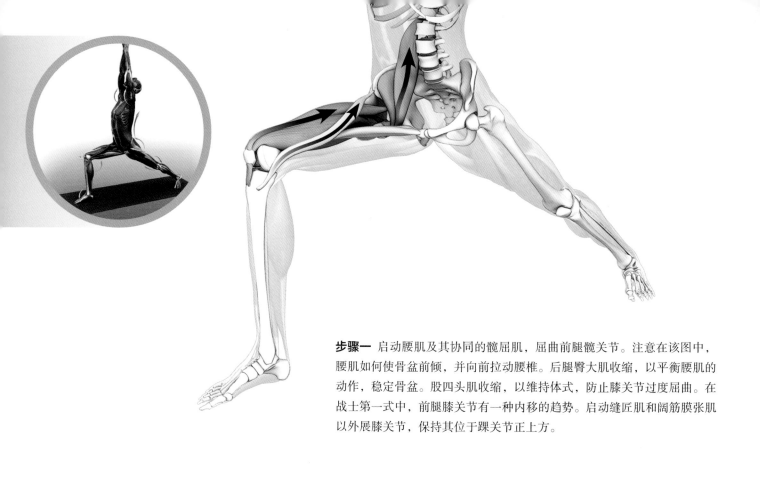

步骤一 启动腰肌及其协同的髋屈肌，屈曲前腿髋关节。注意在该图中，腰肌如何使骨盆前倾，并向前拉动腰椎。后腿臀大肌收缩，以平衡腰肌的动作，稳定骨盆。股四头肌收缩，以维持体式，防止膝关节过度屈曲。在战士第一式中，前腿膝关节有一种内移的趋势。启动缝匠肌和阔筋膜张肌以外展膝关节，保持其位于踝关节正上方。

步骤二 伸展身体背部的肌肉，从足跟到骨盆一直到脊椎，形成了一条运动线。这些肌肉包括胫骨前肌、大收肌、臀大肌、臀小肌、腰方肌以及竖脊肌。将后脚的足背部拉向胫骨，以启动胫骨前肌。感受该动作如何将足跟压向地面。尝试将后脚拖向身体中线，以收缩大收肌。感受该动作如何伸展后腿。收缩臀大肌，伸展并外旋髋关节。观想臀小肌的收缩以协同该动作。同时收缩背部和臀部肌肉，包括腰方肌和竖脊肌，以抬起躯干，打开胸腔。收紧臀部的同时拱起背部，以完成该动作。

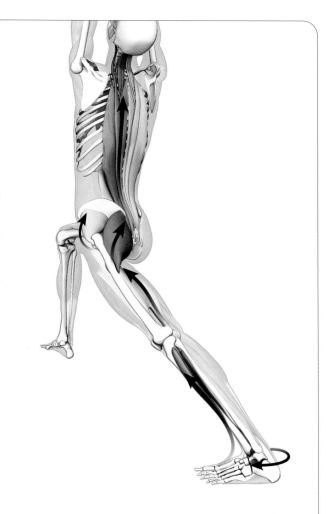

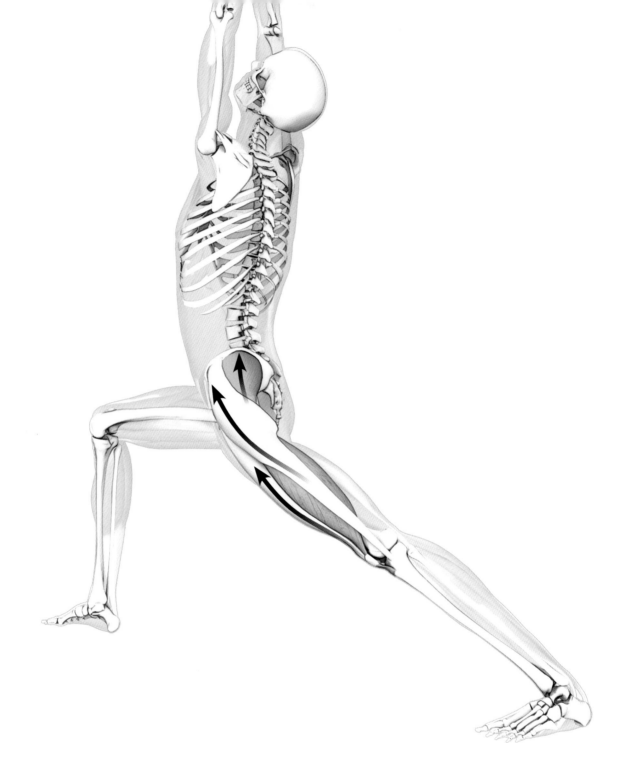

步骤三 将步骤二中提到的后腿胫骨前肌的动作与股四头肌动作结合。尝试勾脚背的同时伸展膝关节，将足跟向下压。启动阔筋膜张肌以协助股四头肌，并帮助臀中肌将整条腿向内旋。注意臀大肌（步骤二）不只会伸展髋关节，还可以将其外旋。启动阔筋膜张肌和臀中肌，形成一种使髋关节内旋的力，平衡臀大肌造成的外旋效果。这会稳定并向前转动骨盆。

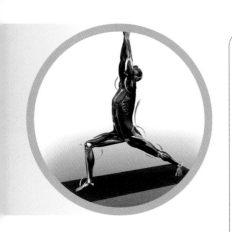

步骤四 用手臂和肩膀将上身和胸部提起，远离骨盆，在体式中创造一种向上的动作。收缩斜方肌以抬起肩膀。收缩肱三头肌以伸直肘关节。收缩三角肌以举起手臂。收缩冈下肌和小圆肌，以外旋肱骨。收缩旋前圆肌和旋前方肌，将食指手丘压在一起，以使前臂旋前。通过伸展和外展拇指，以平衡前臂的旋前动作。这一动作会收缩拇长伸肌和拇展肌，以及前臂的小旋后肌。注意，一旦肩部提起，我们就会放松上斜方肌，并允许下斜方肌将肩膀往下拉，远离耳朵。步骤五会有相应说明。

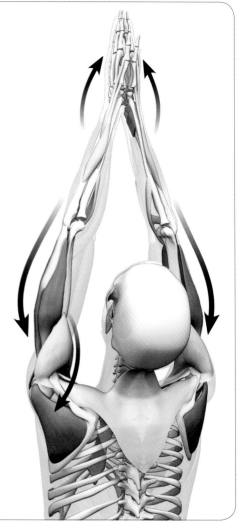

步骤五 收缩下斜方肌，将肩膀往下背部拉。启动菱形肌，以将肩胛骨稳定在靠近中线的位置。这些动作结合在一起，将肩膀拉离耳朵方向，向前打开胸腔。菱形肌的作用是稳定肩胛骨，使其为胸小肌和前锯肌在闭链运动中进行收缩做好准备，如步骤六所示。

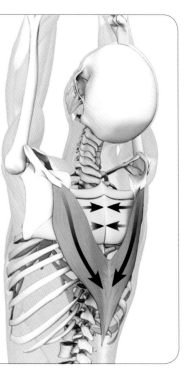

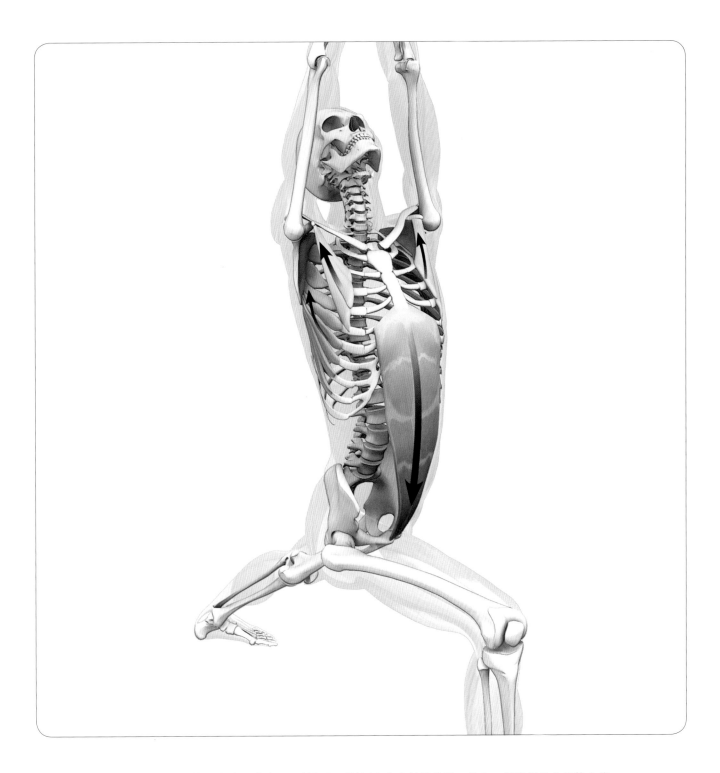

步骤六 在战士第一式中，胸小肌和前锯肌可被用来向上扩展胸腔。首先，将肩胛骨向身体中线集中、稳定，如步骤五所示。当手臂举过头顶时，收缩这些肌肉可能会有些困难，甚至令人感到挫败。但这是可以做到的，并可以使胸腔抬得更高，扩张程度更深。先在山式这样的体式中练习结合这些肌肉的活动。然后将它们融合在像战士第一式这样的体式中。

启动腹直肌将肋骨下侧向下拉，防止它们凸出。通过这种小动作，对该体式进行最后的微调。

वीरभद्रासन ३

VIRABHADRASANA III

战士第三式

　　战士第三式可以将战士第一式储存的潜能转化为动作，将身体向前推出去，单腿站立，保持平衡。该体式的重点是骨盆旋转向站立的那条腿，躯干也在站立腿上屈曲。注意该动作对站立腿后侧的拉伸与骨盆朝向前方的体式（如半月式）有何不同。

　　战士第三式的次要重点是平衡的艺术。跟其他所有平衡性体式一样，你需要觉察到重心的位置，并善加利用。弯曲站立腿，或者放低抬起的腿，以降低身体重心，并使体式更稳定。注意，所有站姿体式，不管是单腿站立还是双腿站立，其稳定性都来自于骨盆核心上的大块肌肉——腰肌和臀肌。股骨在髋关节的小动作被传递到足部，会变成大动作，导致你不稳定。这个物理原理就是杠杆臂。同理，躯干下部的小动作也会变成肩膀和手臂处的大动作。反之，稳定骨盆和髋关节，可以防止躯干和四肢摇晃。

　　除生物力学上的稳定之外，启动骨盆的核心肌肉还有一个好处，就是刺激骨盆区域的感觉神经和运动神经。这些神经的活动增加会照亮第一、第二能量轮。该平衡动作的背景音就是呼吸声。

基本关节位置

- 站立腿髋关节屈曲。
- 上抬腿髋关节伸展、内旋。
- 膝关节伸展。

- 肩关节屈曲，肘关节伸展。
- 背部伸展。
- 颈椎轻微伸展。

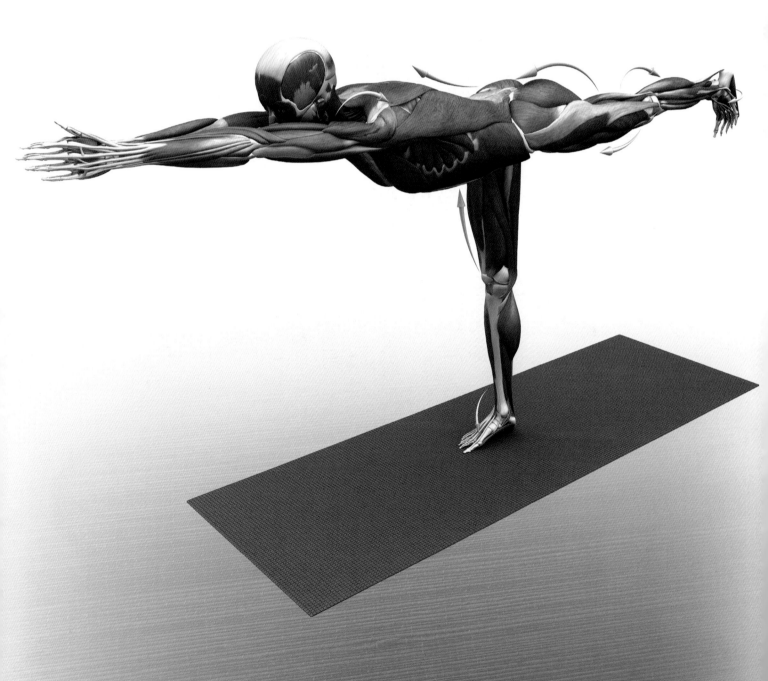

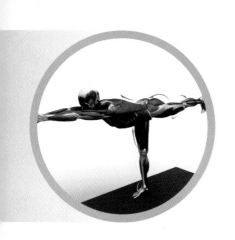

战士第三式准备动作

　　一开始使用墙或椅子作为支撑，保持平衡。弯曲站立腿，并保持骨盆在踝关节正上方。通过收缩股四头肌，像液压起重机一样，伸直膝盖，直接抬起躯干。收紧上抬腿的臀部肌肉、下背部肌，以及股四头肌，以伸直膝关节，并抬起这条腿。如果失去平衡，弯曲站立腿以降低身体重心。慢慢训练自己最终能够离开墙进行练习。

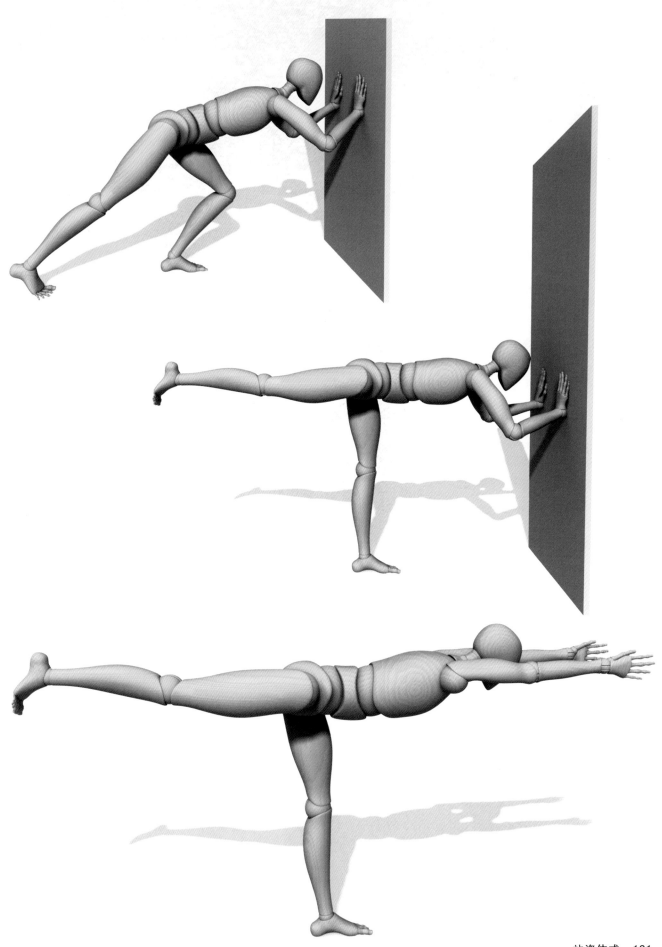

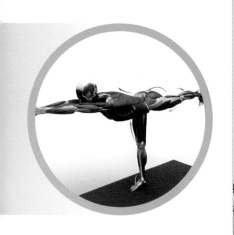

步骤一 启动腰肌和耻骨肌，使躯干在站立腿的正上方屈曲。注意缝匠肌和股直肌跨过髋关节，可以被用来协同主要髋屈肌。你可以通过收缩股四头肌，伸直膝关节，以激活股直肌。如果膝盖骨向内转动，外旋大腿骨，以收缩缝匠肌。

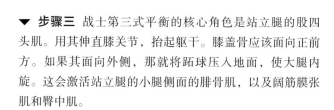

步骤二 注意该体式中，背部、髋关节和膝关节这三个部位的伸展肌群的关联性。股四头肌得到阔筋膜张肌的协同作用，伸展抬起腿的膝关节。臀大肌由大收肌协同，伸展抬起腿的髋关节，并使骨盆后倾。收缩臀部、后腿拉向身体中线，启动臀大肌和大收肌。激活臀大肌还会使该腿外旋，这是我们在最终体式中不愿看到的。启动阔筋膜张肌和臀中肌，内旋髋关节，以对抗外旋的趋势。这里的一个窍门就是想象用上抬腿的外侧对抗一面虚拟的墙，以创造一种外展的力，进而做到内旋这个次要动作。这会使腿部回到中正位置，膝盖骨朝下。拱起背部，启动竖脊肌和腰方肌，抬起躯干。

▼ **步骤三** 战士第三式平衡的核心角色是站立腿的股四头肌。用其伸直膝关节，抬起躯干。膝盖骨应该面向正前方。如果其面向外侧，那就将跖球压入地面，使大腿内旋。这会激活站立腿的小腿侧面的腓骨肌，以及阔筋膜张肌和臀中肌。

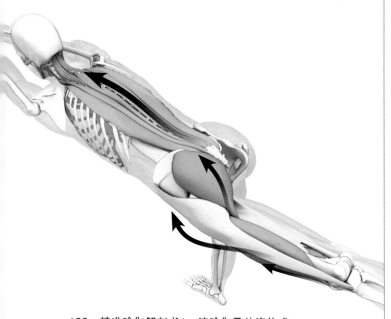

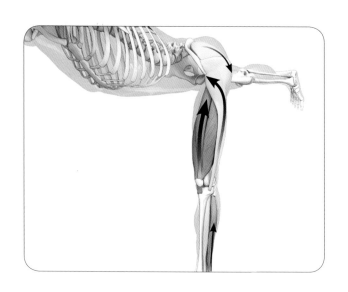

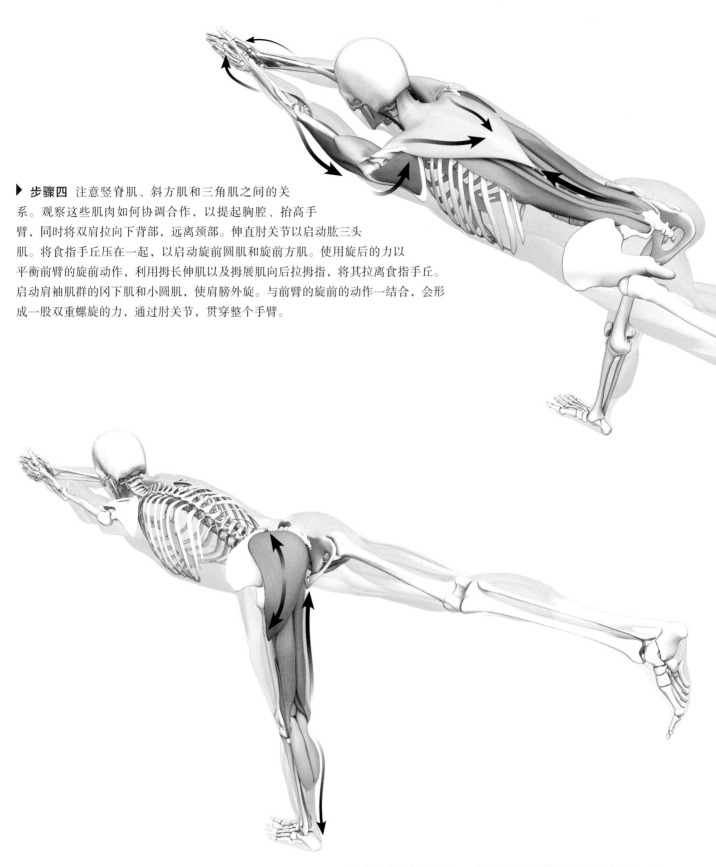

▶ **步骤四** 注意竖脊肌、斜方肌和三角肌之间的关系。观察这些肌肉如何协调合作，以提起胸腔、抬高手臂，同时将双肩拉向下背部，远离颈部。伸直肘关节以启动肱三头肌。将食指手丘压在一起，以启动旋前圆肌和旋前方肌。使用旋后的力以平衡前臂的旋前动作，利用拇长伸肌以及拇展肌向后拉拇指，将其拉离食指手丘。启动肩袖肌群的冈下肌和小圆肌，使肩膀外旋。与前臂的旋前的动作一结合，会形成一股双重螺旋的力，通过肘关节，贯穿整个手臂。

▲ **总结** 所有这些动作结合在一起，使站立腿的后侧和髋关节的肌肉进入强力伸展状态。这些肌肉包括：腓肠肌/比目鱼肌肌群、腘绳肌和臀大肌。注意激活拮抗肌（股四头肌、腰肌和它们的协同肌），对在该体式中拉伸的肌肉造成交互抑制，保护这些肌肉，使它们放松进入拉伸。

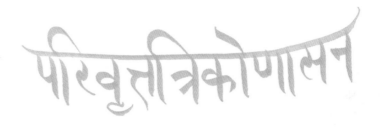

PARIVRTTA
TRIKONASANA

三角扭转伸展式

在三角扭转伸展式中，肩膀向一个方向转动，骨盆转向另外一个方向。我们将相反的旋转动作相联系，在脊柱上创造扭转效果。同时，身体下侧收缩，上侧伸展。躯干上侧肌肉离心收缩，可防止胸腔外凸。稳定骨盆核心，将胸口向前腿展开。以这种方式平衡旋转和展开，使身体充满能量。

基本关节位置

- 后脚内转30度、旋后。
- 前脚外转90度。
- 后腿髋关节伸展。
- 前腿髋关节屈曲。
- 两腿膝关节伸展。

- 躯干侧曲、扭转。
- 上侧肩关节外旋、外展。
- 下侧肩关节内旋、外展。
- 颈椎扭转头部，面部朝上。

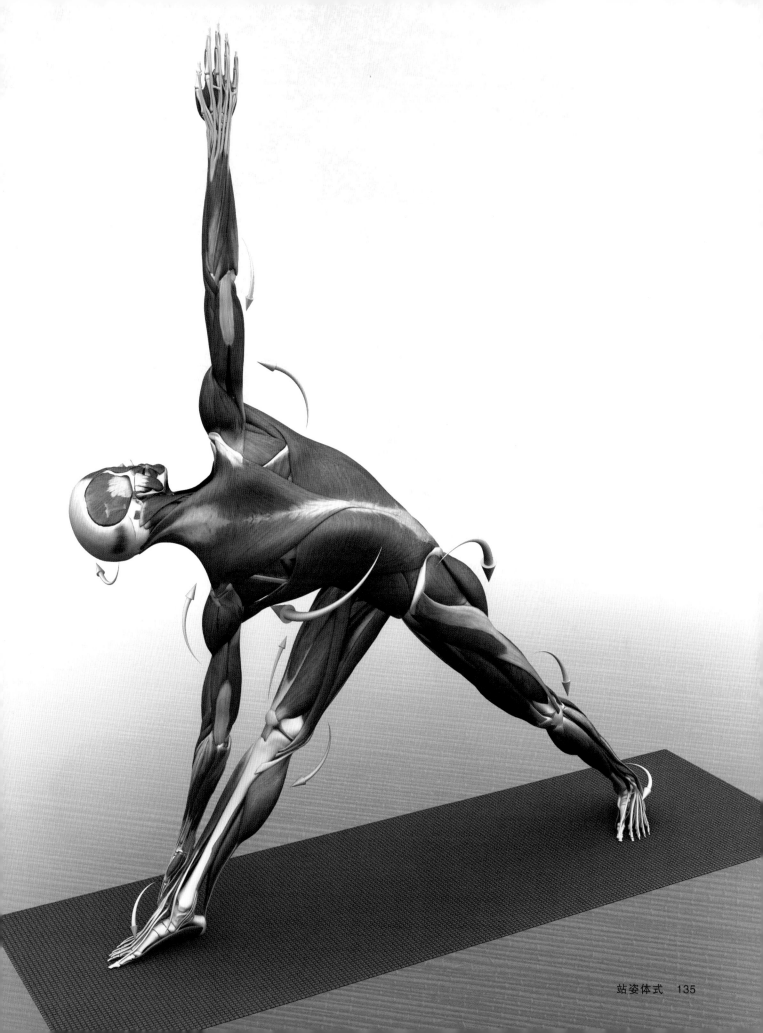

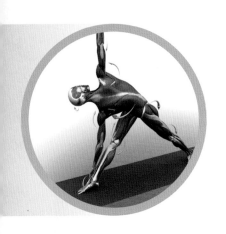

三角扭转伸展式准备动作

　　以向前弯曲膝关节开始。使用另一侧的手抓住前腿小腿。将手固定，收缩肱二头肌，以屈曲肘关节，使身体转向前腿。接着，该手沿小腿外侧下滑，同时，前腿膝关节伸直。刚开始练习时，可在小腿外侧放块瑜伽砖。下侧手臂压向瑜伽砖，注意下压的动作如何扭转胸部。抬起上臂，使上方肩胛骨贴向脊柱，为上侧胸腔创造出更多旋转空间。最后，将手放在踝关节外侧，或放在地面，用整只手臂扭转身体。

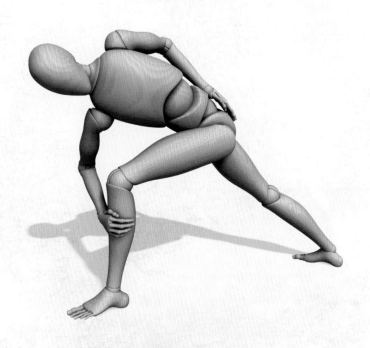

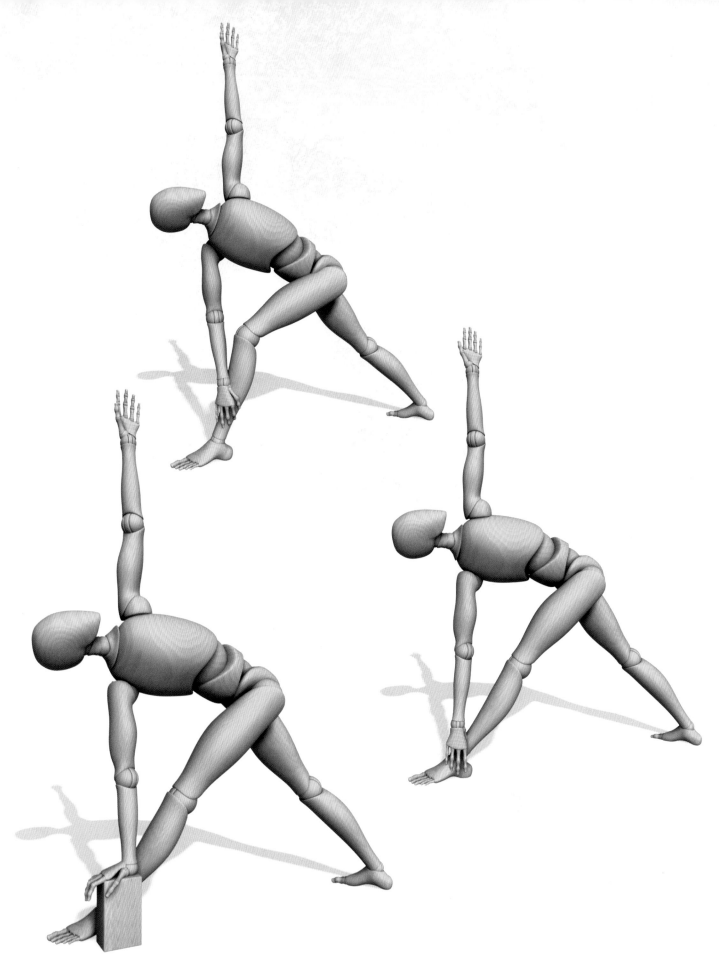

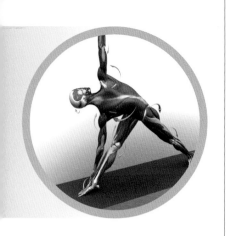

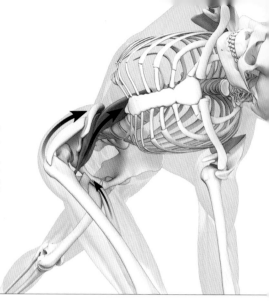

步骤一 将身体靠向前腿大腿，以收缩髋屈肌。这个动作与之前体式相比，激活腰肌的方式不同，因为在该动作中骨盆旋转的程度更大。观想前腿臀小肌的启动，当股骨和骨盆在这个角度时，臀小肌能完善髋屈动作。

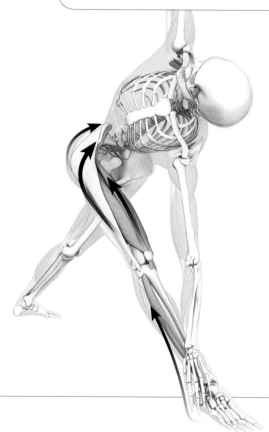

◀ **步骤二** 激活股四头肌，以伸直膝关节。将前脚压入地面，将整个身体的重量均匀分散到足底。一般来说，在这个体式中，重量会转移到足部外缘。为修正这种情况，要激活腓骨肌，在踝关节处创造一种外翻的力，将重量转移回跖球。尝试将前脚向下侧手臂的方向拖，以收缩髋关节的外展肌。收缩阔筋膜张肌和臀中肌，注意在闭链运动中肌肉的收缩如何带动骨盆，使骨盆与大腿处于正位。

步骤三 收缩腹外斜肌的下侧和腹内斜肌的上侧，以扭转躯干。激活竖脊肌上侧，使后背微微拱起。手臂压入地面，肩胛骨外展，激活前锯肌。这一步的窍门是观想用手推墙的动作。收缩肱三头肌，伸展肘关节，将这些动作贯穿整只手臂。注意这些肌肉如何合作，帮助身体进入更深的体式。

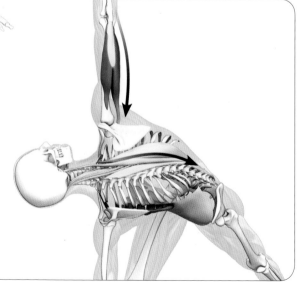

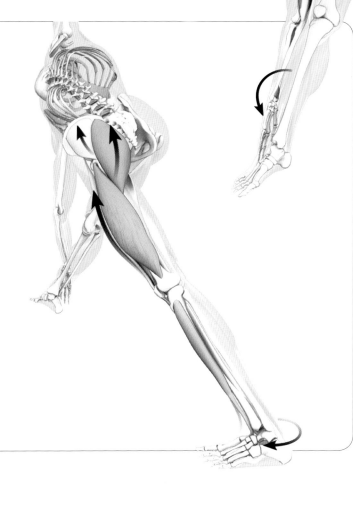

▶**步骤四** 将下侧手掌的掌心压在踝关节外侧，前臂旋前。这会启动旋前圆肌和旋前方肌。使用肱三头肌伸展肘关节。收缩三角肌后束，进一步伸展手臂，掌心压向踝关节。这会使身体从肩胛带核心扭转。收缩上方的菱形肌，将上方肩胛骨拉向身体中线，使所有动作连接起来。

步骤五 收缩股四头肌，以伸直后腿膝关节，并将足跟压入地面。用脚掌其余部分保持平衡。激活胫骨前肌和胫骨后肌，使足部内转，踝关节背屈（将足部上方拉向胫骨）。启动臀大肌和臀中肌，以伸展、外旋髋关节，对抗足部内旋。这在后腿创造出两股螺旋式的力，将地面与骨盆相连。注意，臀大肌的启动使骨盆旋转方向与肩膀相反。肩膀与骨盆向两个方向转，进而扭转了脊柱。

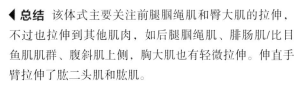

◀**总结** 该体式主要关注前腿腘绳肌和臀大肌的拉伸，不过也拉伸到其他肌肉，如后腿腘绳肌、腓肠肌/比目鱼肌肌群、腹斜肌上侧，胸大肌也有轻微拉伸。伸直手臂拉伸了肱二头肌和肱肌。

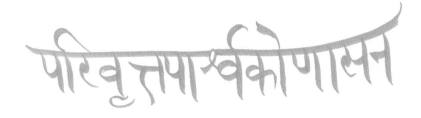

PARIVRTTA PARSVAKONASANA

三角扭转侧伸展式

　　三角扭转侧伸展式既是一个扭转体式，也是一个站姿体式。两个动作同时发生：弓步和躯干扭转。该体式的重点是肩膀向一个方向转动，骨盆向另一个方向转动；肩部和骨盆的连接可转动脊柱。上臂压住大腿外侧，可形成一种杠杆作用，使躯干向前腿方向转。同时，外旋后部的髋关节和后腿，使下半身向另一个方向转动。这就使脊柱产生一种螺旋效果。同战士式一样，三角扭转侧伸展式前腿髋关节和膝关节屈曲，创造一种向前运动的趋势，而后腿髋关节和膝关节伸展，以对拒这种趋势。将肢体通过杠杆作用产生的力和腹斜肌产生的扭转力相结合，以转动躯干和脊椎。

　　骨骼系统可被分为中轴骨和附属骨，附属骨又分为手臂和肩胛带（上半部分），以及腿部和骨盆带（下半部分）。中轴骨由脊柱和胸腔组成。正如地球随地轴自转一样，当你将上下肢体的动作连接时，就可以让身体绕中轴脊柱扭转（阅读作者的《瑜伽3D解剖书》，可了解更多关于骨骼系统的知识）。

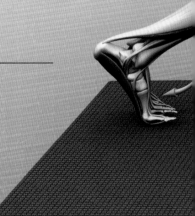

──────────────── **基本关节位置** ────────────────

- 后脚内转90度。
- 前脚外转90度。
- 前腿髋关节和膝关节屈曲成90度。
- 后腿髋关节伸展、外旋。

- 躯干侧屈、扭转。
- 腕关节伸展，肘关节屈曲。
- 肩关节外展。
- 颈椎转动头部，面部朝上。

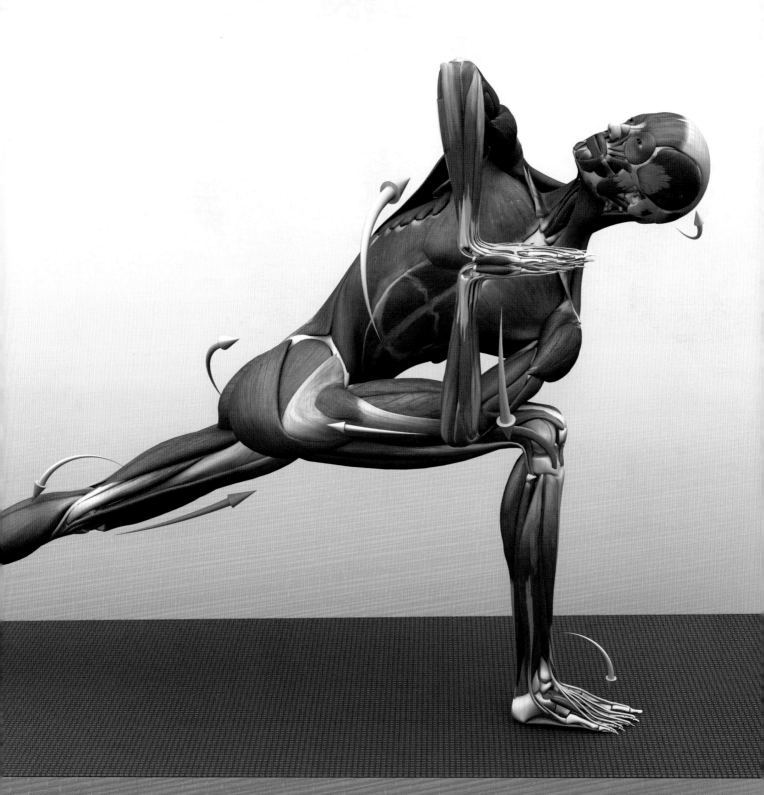

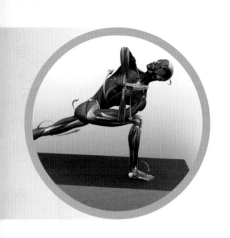

三角扭转侧伸展式准备动作

刚开始练习时，可前腿弓步，后腿膝盖着地。保持膝盖着地，练习者可以不用担心平衡问题，去感受弓步和扭转动作。将对侧肘关节抵住前腿膝关节，以转动躯干。激活腹肌，找到躯干转向前腿的感觉。收缩后腿股四头肌和臀大肌，以伸直膝盖，伸展髋关节。

随着灵活性增加，你可以将前面一只手放在瑜伽砖上，并将手臂背面紧靠大腿外侧。最终完成的动作是将手放在地面上、前脚的外侧，后脚在地面上放平，向内转动约30度。这需要脊椎有很高的灵活性，不要强行进入体式。

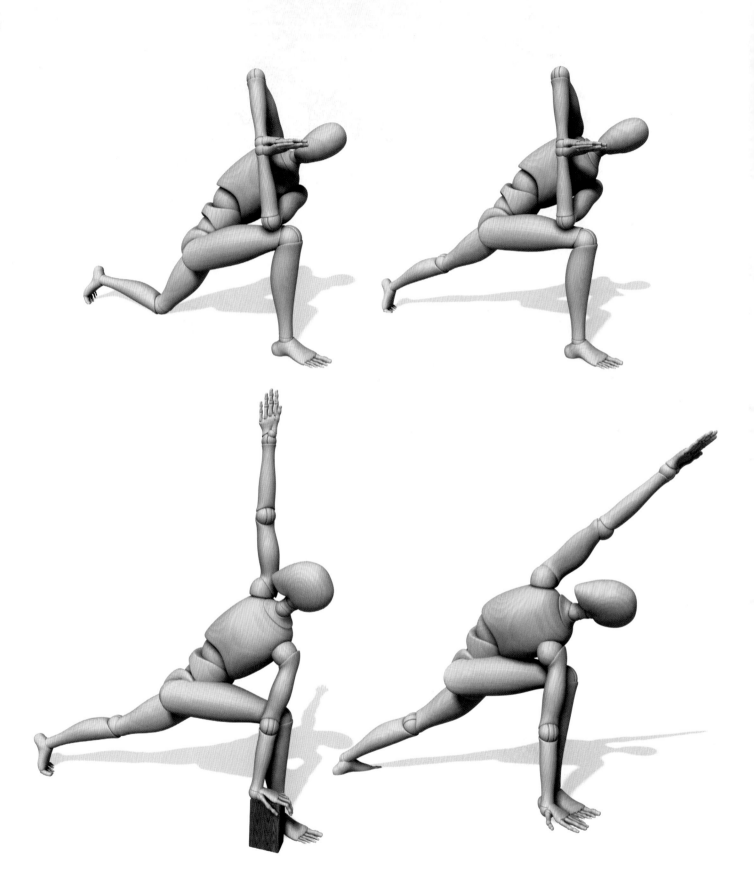

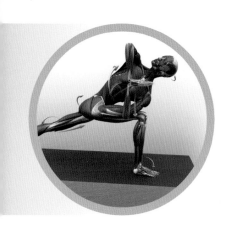

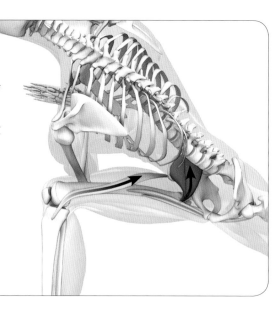

步骤一 躯干紧靠大腿，以收缩髋屈肌，包括腰肌及其协同肌。将手肘背面与大腿外侧互推，激活缝匠肌。注意，当前腿股骨屈曲时，骨盆会微微前倾。

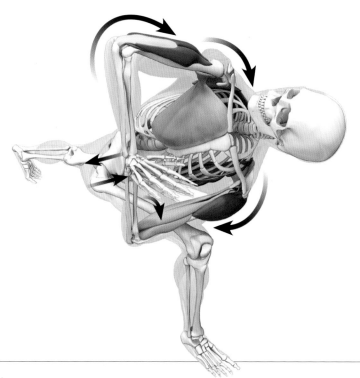

◀ **步骤二** 用肘关节推膝关节，以转动身体。该动作可分解为以下几步，感受一下每个动作如何加深躯干扭转。

A. 将上手掌向下压向下手掌，以激活上侧的胸大肌。

B. 将小臂背部压向大腿，以激活下侧的三角肌后束。

C. 下方手臂固定在大腿上，将上侧的肩胛骨拉向脊柱。菱形肌会以脊柱为轴心，加深躯干扭转。

D. 尝试将上侧手掌往外擦动，远离身体，以收缩肱三头肌。下侧手掌往里擦动，以收缩肱二头肌。因为两手掌压在一起，所以它们不会移动，但是激活这些肌肉有助于扭转。

步骤三 启动下侧腹斜肌，使躯干向前腿扭转。同时，轻轻拱起背部，使躯干从身体核心扭转。下侧前锯肌帮助扭转躯干，上侧菱形肌将肩胛骨拉向脊柱，以协同扭转躯干。这些动作相结合使胸部以脊柱为轴转动。

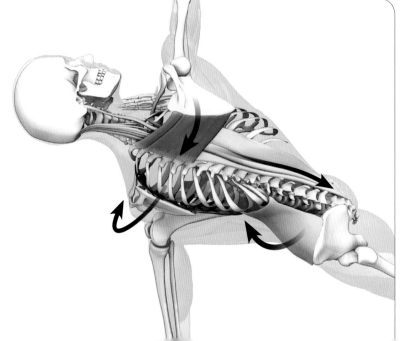

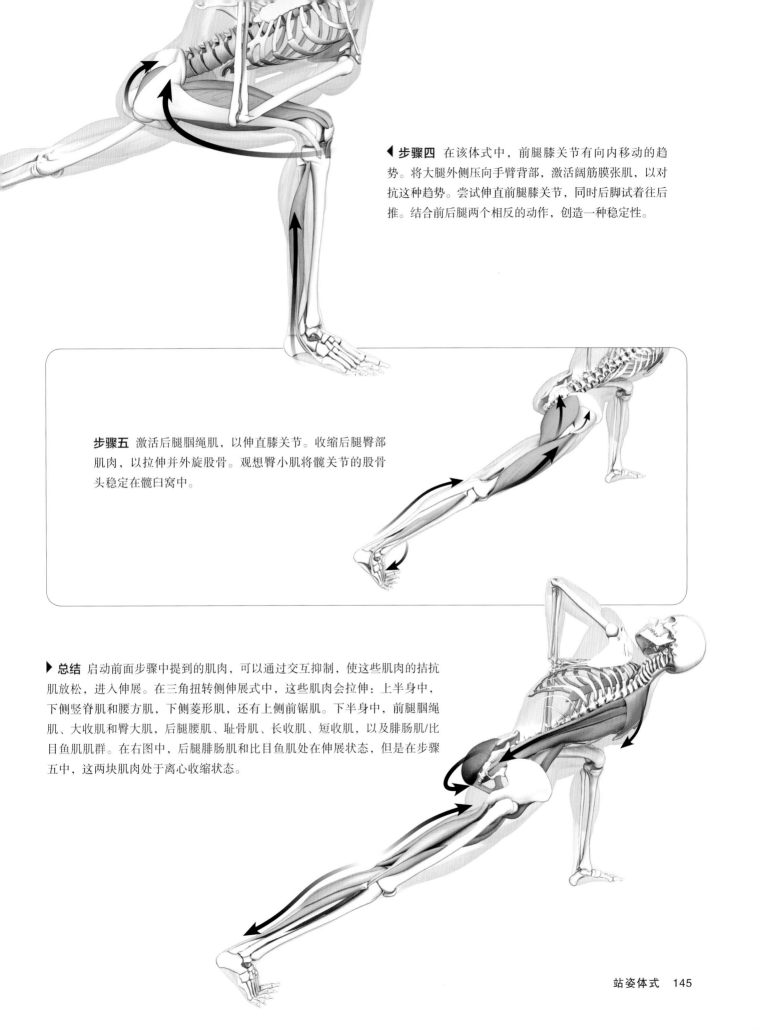

步骤四 在该体式中，前腿膝关节有向内移动的趋势。将大腿外侧压向手臂背部，激活阔筋膜张肌，以对抗这种趋势。尝试伸直前腿膝关节，同时后脚试着往后推。结合前后腿两个相反的动作，创造一种稳定性。

步骤五 激活后腿腘绳肌，以伸直膝关节。收缩后腿臀部肌肉，以拉伸并外旋股骨。观想臀小肌将髋关节的股骨头稳定在髋臼窝中。

▶ **总结** 启动前面步骤中提到的肌肉，可以通过交互抑制，使这些肌肉的拮抗肌放松，进入伸展。在三角扭转侧伸展式中，这些肌肉会拉伸：上半身中，下侧竖脊肌和腰方肌，下侧菱形肌，还有上侧前锯肌。下半身中，前腿腘绳肌、大收肌和臀大肌，后腿腰肌、耻骨肌、长收肌、短收肌，以及腓肠肌/比目鱼肌肌群。在右图中，后腿腓肠肌和比目鱼肌处在伸展状态，但是在步骤五中，这两块肌肉处于离心收缩状态。

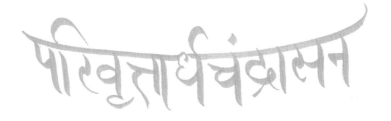

PARIVRTTA ARDHA CHANDRASANA

扭转半月式

扭转半月式将平衡和扭转结合在一起。正如在三角扭转伸展式和三角扭转侧伸展式中，肩部和骨盆向相反的方向运动，两者通过转动的脊柱相连。刚开始练习时，我们将手放在地面上保持稳定。当你的平衡性渐渐增强，将手压向地面，用其作为杠杆使身体扭转程度更深。使股骨、胫骨和踝关节处于正位，这样骨骼的强度才能支撑身体的重量，同时保持与地面垂直。调整骨盆的高度以使重心移动，保持平衡。如果你身体摇晃，或开始往下倒，就弯曲站立腿，或从髋关节降低上抬腿，以重获平衡。将上面的手臂向正上方伸展，用其作为杠杆使上胸部进入扭转。创造一条作用线，从上抬腿的足跟到背部保持伸展，维持身体向后，同时向相反的方向转动胸腔，胸口向前打开。这可以创造一条从足跟到头顶的螺旋能量链。骨盆稳定性是该体式成功的关键。通过收缩站立腿的腰肌和上抬腿的臀大肌可以获得骨盆稳定性。这两个相反的动作会创造一种螺旋的力，将骨盆固定，使身体的摇晃降到最小。

基本关节位置

· 站立腿髋关节屈曲。

· 躯干侧屈、旋转。

· 后腿髋关节伸展。

· 膝关节伸展。

· 肩关节外展、外旋。

· 颈椎旋转，使面部朝上，或面部朝前。

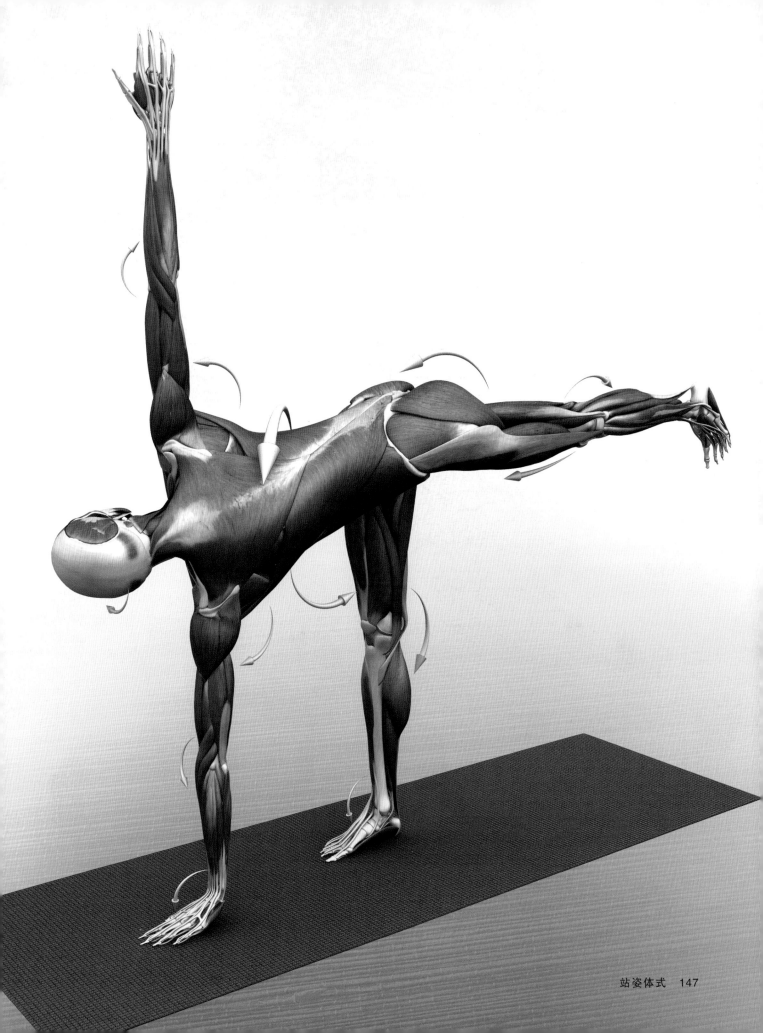

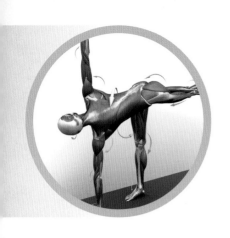

扭转半月式准备动作

　　弯曲前腿膝关节，像在三角扭转伸展式中一样，用手抓住小腿外侧。弯曲肘关节，以带动躯干向大腿扭转。上侧肩关节向后绕转，上手臂上举，以转动胸部。

　　接下来，将后脚向前脚方向走几步，同时，将下侧手向前足前方移动稍大于一个手掌的距离。在该姿势暂停一下。保持躯干转向大腿，并紧靠向大腿，这会激活包括腰肌在内的髋屈肌。站立腿弯曲，使躯干向下倾斜，同时收缩臀肌，就像进行侧屈动作，抬高上抬腿。收缩臀部肌肉，使上抬腿与地面平行。同时收缩腰肌和臀大肌，稳定骨盆。最后，激活股四头肌，以伸直膝盖，像液压起重机一样，提起躯干。

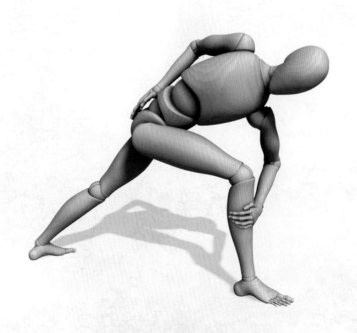

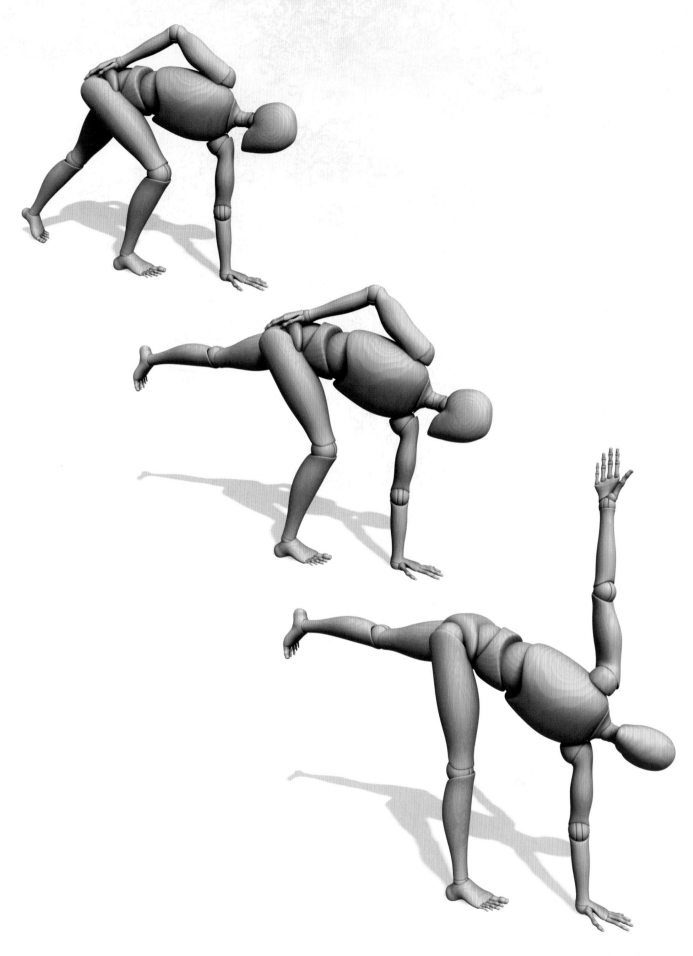

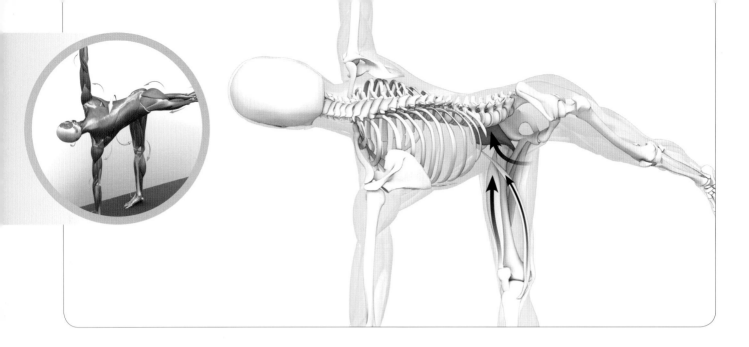

▲ **步骤一** 收缩包括腰肌、耻骨肌、长收肌和短收肌在内的髋屈肌群，使躯干在站立腿正上方屈曲。从骨盆屈曲，不要为了进入该体式而弓背。启动股四头肌，以伸直站立腿。股四头肌一收缩，会自动激活股直肌，该肌肉是股四头肌的一个组成部分。股直肌和缝匠肌穿过骨盆和膝关节，会协同腰肌，使躯干向大腿方向屈曲。这些多关节肌肉都跨过两个以上的关节，使腰椎往下直到小腿产生连接。

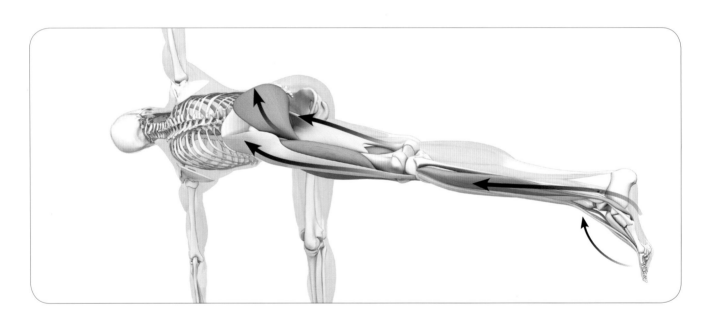

▲ **步骤二** 收缩髋伸运动的原动肌臀大肌，以提起后腿。该肌肉还可以外旋股骨。在该体式中，我们希望膝盖骨面向正下方。要达到这一点，我们需要对抗臀大肌收缩造成的外旋。激活阔筋膜张肌和臀中肌，以内旋股骨。该动作的一个窍门是想象用后足外侧推墙。这会导致阔筋膜张肌和臀中肌的外展和内旋，并展示出一块肌肉可以做"双重动作"。

当你对此进行尝试时，不要使腿部外展到一侧，而是要收缩大收肌，以对抗这一趋势。大收肌同时还协同臀大肌，伸展髋关节。启动股四头肌，伸直膝关节。已经收缩的阔筋膜张肌可以帮助伸直膝关节。小腿一侧的腓骨长肌和腓骨短肌用力，可以使脚掌外翻，并向后打开。

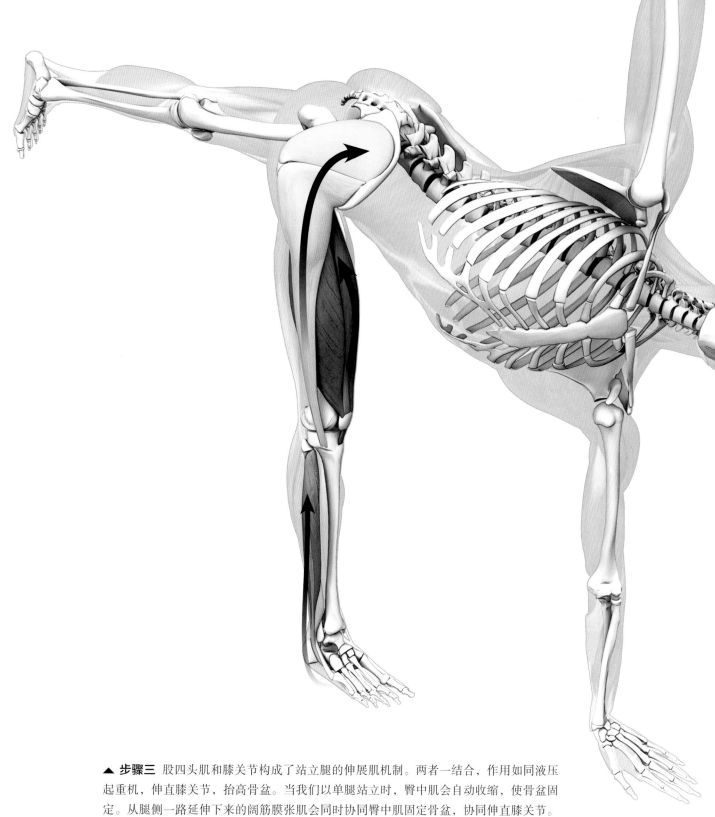

▲ **步骤三** 股四头肌和膝关节构成了站立腿的伸展肌机制。两者一结合，作用如同液压起重机，伸直膝关节，抬高骨盆。当我们以单腿站立时，臀中肌会自动收缩，使骨盆固定。从腿侧一路延伸下来的阔筋膜张肌会同时协同臀中肌固定骨盆，协同伸直膝关节。使股骨、胫骨和踝关节保持正位，这样重量才能由足弓支撑。通过收缩小腿一侧的腓骨肌，激活足弓，以将跖球压入地面。

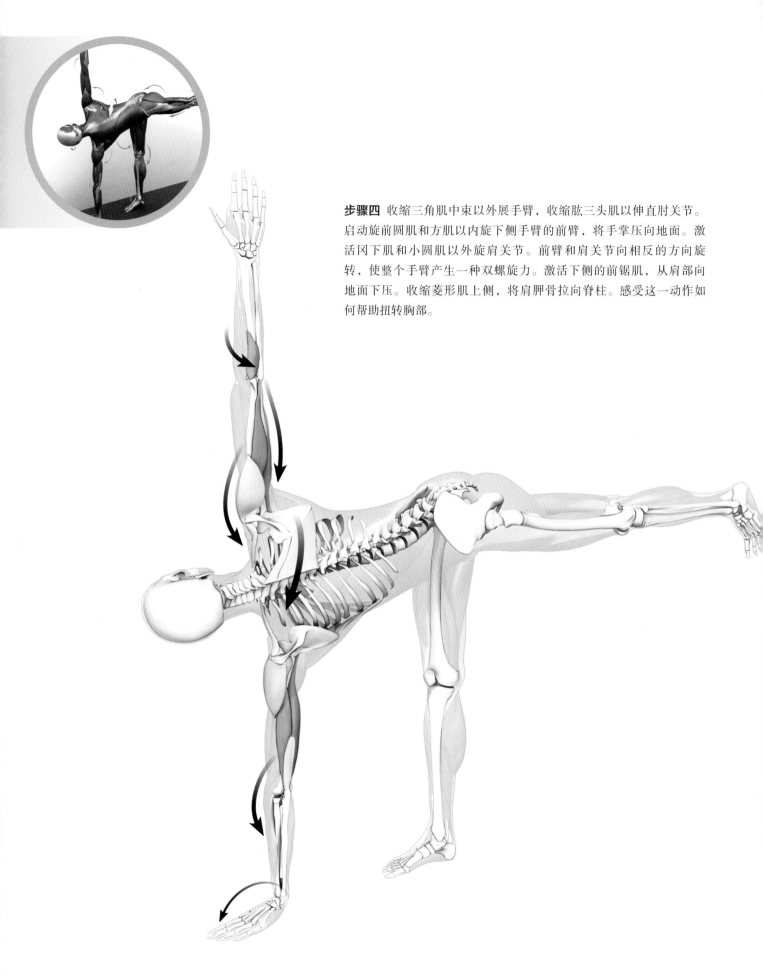

步骤四 收缩三角肌中束以外展手臂，收缩肱三头肌以伸直肘关节。启动旋前圆肌和方肌以内旋下侧手臂的前臂，将手掌压向地面。激活冈下肌和小圆肌以外旋肩关节。前臂和肩关节向相反的方向旋转，使整个手臂产生一种双螺旋力。激活下侧的前锯肌，从肩部向地面下压。收缩菱形肌上侧，将肩胛骨拉向脊柱。感受这一动作如何帮助扭转胸部。

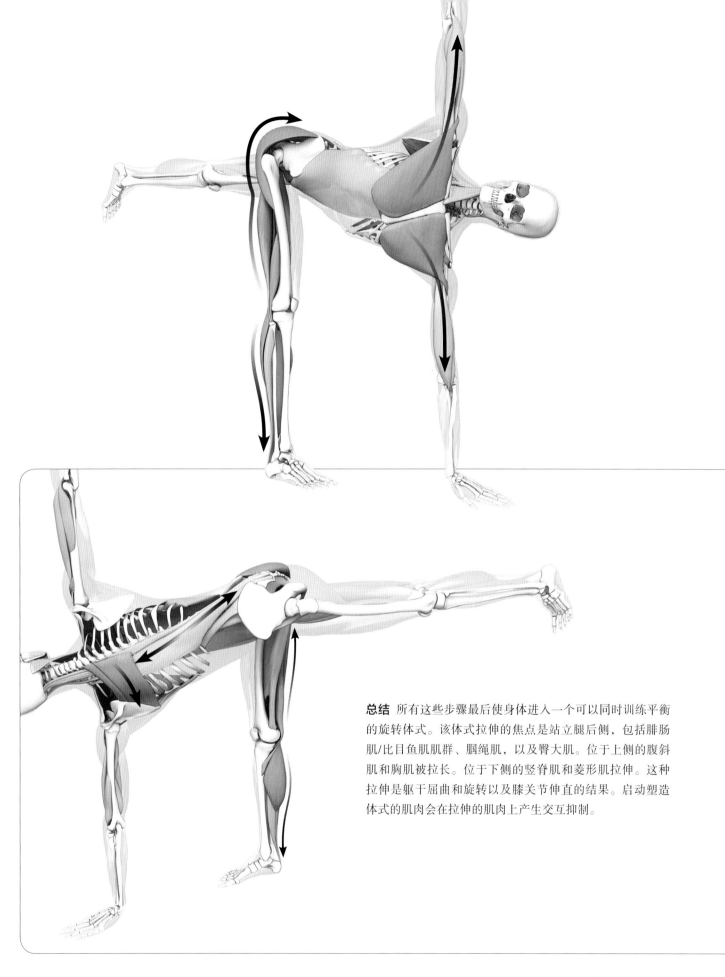

总结 所有这些步骤最后使身体进入一个可以同时训练平衡的旋转体式。该体式拉伸的焦点是站立腿后侧，包括腓肠肌/比目鱼肌肌群、腘绳肌，以及臀大肌。位于上侧的腹斜肌和胸肌被拉长。位于下侧的竖脊肌和菱形肌拉伸。这种拉伸是躯干屈曲和旋转以及膝关节伸直的结果。启动塑造体式的肌肉会在拉伸的肌肉上产生交互抑制。

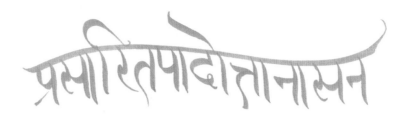

PRASARITA PADOTTANASANA

双角式

雕塑大师弗雷德里克·拉克斯特尔（Frederick Ruckstull）称："所有事物本质上在傍晚都会折叠起来。"生活充满了交替进行的对立面，比如吸气和呼气、睡眠与清醒、"战斗或逃跑"本能与"休息和消化"反应。这些二元对立展示了对立面之间的动态平衡。瑜伽体式的排序可以用来扩大扩张和收缩的循环。我们以能打开身体前部的体式开始，以内收能量的体式结束。在站姿体式的结尾阶段，我们会前屈进入双角式进行放松。注意该体式也是一种倒立体式，在该体式中，头位于心脏下方，并刺激心脏、主动脉和颈动脉中的压力感受器。这会将植物神经系统从"战斗或逃跑"模式转变为"休息和消化"模式。

我们可以使用三角法锁定拉伸重点，在这里是腘绳肌和腓肠肌/比目鱼肌肌群，向背部的竖脊肌和腰方肌拉伸。伸展膝关节，以创造三角的两个角，同时向前屈曲躯干。前屈会向上拉动坐骨结节（腘绳肌的起端）。伸展膝关节，使腘绳肌止端远离起端。该动作同时也使腓肠肌的起端远离其位于跟腱的止端。三角法的第三个角是在双腿及躯干背面的伸展。

尝试将固定在地面的双手向前用力，使躯干拉伸得更深，并且更高地提起坐骨结节；这一步会加深腘绳肌的拉伸。这是一个运用次要重点帮助深化体式主要重点的例子，即通过屈曲肘关节和肩关节，加深躯干向前屈曲，伸直膝关节。

在生物力学动作上增加生理学成分：通过启动股四头肌，刺激腘绳肌产生交互抑制，使腘绳肌放松、伸展。最后，通过同时收缩腓骨长肌、腓骨短肌以及胫骨后肌以平衡踝关节的内翻和外翻。这样一来，体位的根基就会无比稳固。

基本关节位置

- 双脚平行。
- 膝关节伸展。
- 躯干屈曲。

- 肘关节屈曲。
- 肩关节向前屈曲、内收，然后下压。

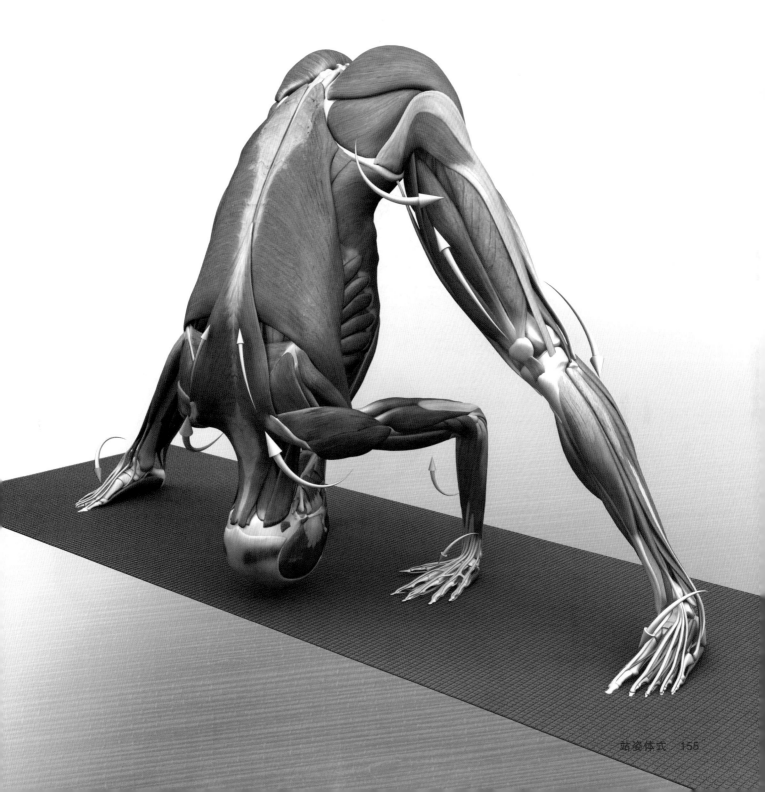

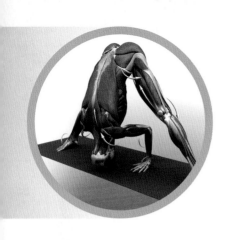

双角式准备动作

　　首先，双手放在髋关节两侧，双脚左右分开。激活股四头肌，以伸直膝关节。你可以使用"提起膝盖骨"的窍门，以意识到该动作。当你前弯时，轻轻屈曲膝关节，以放松腘绳肌位于小腿上的止端，同时注意在膝关节微曲的状态下如何可以使躯干前弯得更深。启动髋屈肌和腹肌，使躯干紧靠大腿。将手固定在瑜伽垫上，弯曲肘关节，加深躯干前弯。保持躯干不动，启动股四头肌，以伸直膝关节。将跖球压入瑜伽垫，以稳定踝关节，同时提起足弓。退出体式时，要弯曲膝关节，以免受伤。

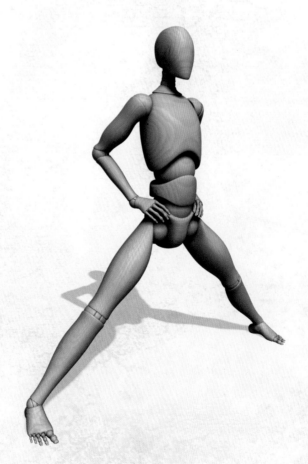

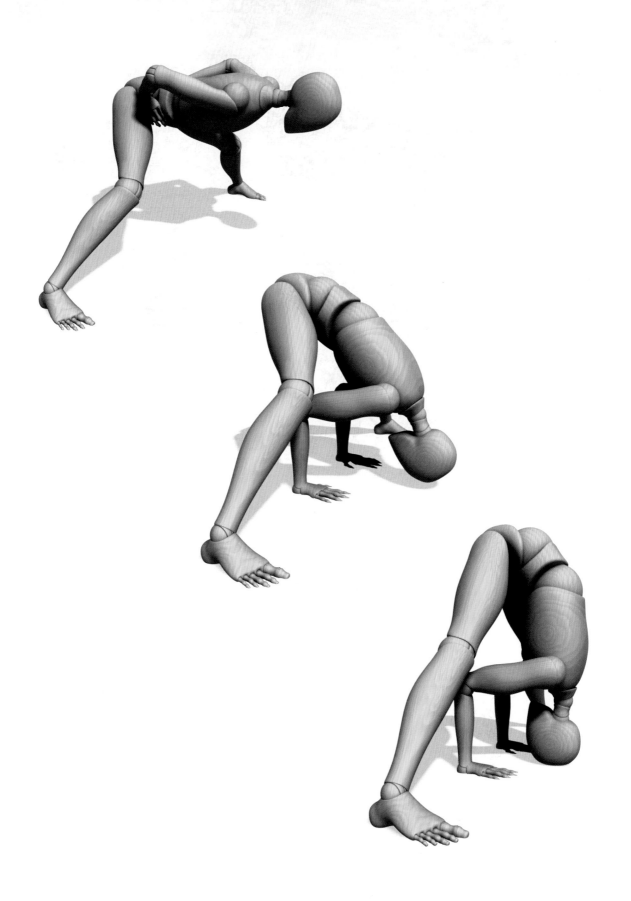

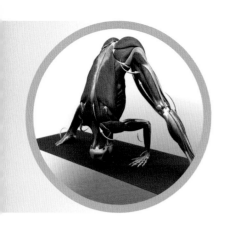

步骤一 启动腰肌及其协同肌，以屈曲髋关节，使躯干向前，靠近腿部。然后收紧腹部，以激活腹直肌。收缩这些肌肉会刺激臀大肌、腰方肌和竖脊肌，产生交互抑制，使它们放松，进入伸展。注意当股骨屈曲时，骨盆前倾，坐骨结节会上提。

步骤二 激活胫骨前肌和胫骨后肌，将双脚向内转（内翻），提起足弓。使用少许外翻的力以平衡踝关节的内翻。这一步的窍门是将跖球压入地面。这会启动小腿外侧的腓骨长肌和腓骨短肌，以稳定踝关节。收缩股四头肌，以伸直膝关节。这会对腿后侧的腘绳肌产生交互抑制。如图所示，当髋关节屈曲时，臀小肌是腰肌的协同肌，同时内旋髋关节。观想臀小肌产生的作用。

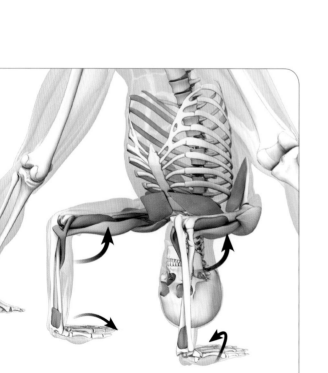

步骤三 将食指手丘压入地面，这会使旋前圆肌和旋前方肌启动，使前臂内旋。收缩屈腕肌，将双手压入瑜伽垫。然后启动肱二头肌和肱肌，以尝试弯曲肘关节。因为双手固定在瑜伽垫上，这个收缩的力被传送到躯干，使躯干屈曲得更深。现在，以脚趾所指的方向为前方。启动三角肌前束，尝试将双手在瑜伽垫上向前"擦动"，像要举手过头顶一样。这个收缩的力会使躯干进入更深的体式。肘关节此时倾向于向外移，收缩胸大肌，以内收肘关节，注意该动作如何协同躯干前屈的动作。所有这些都展示了肩关节和手臂上的次要动作如何影响伸展的重点，即双腿背面的伸展。

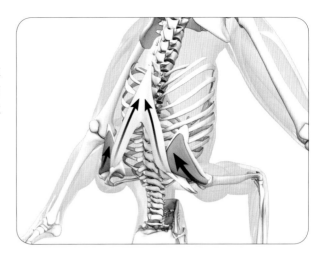

步骤四 将手掌压入瑜伽垫，尝试像擦窗户一样向外转动手掌。这一窍门会激活肩袖肌群的冈下肌和小圆肌，并使肱骨外旋。使用下斜方肌，将肩膀拉离耳朵方向。注意外旋肩部和将肩部拉离耳朵这两个动作如何向前打开胸腔，并加深躯干的屈曲。

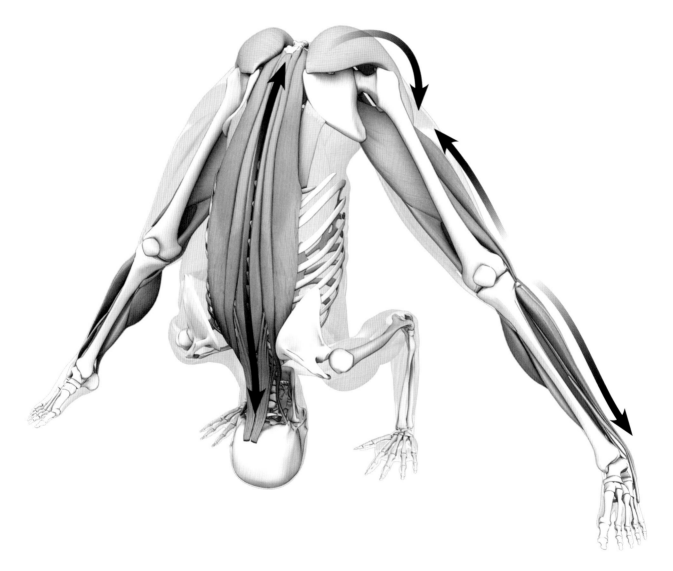

步骤五 结合这些步骤，以拉伸整个背部运动链，包括腓肠肌/比目鱼肌肌群、腘绳肌、大收肌、臀大肌、腰方肌和竖脊肌。内翻双脚（使双脚内转），这可以拉伸外翻双脚的肌肉：腓骨长肌和腓骨短肌。离心收缩这些肌肉，以稳定踝关节。注意在步骤一和步骤二激活的该体式的主动肌，对这里拉伸的肌肉会产生交互抑制。

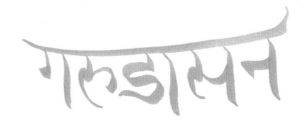

GARUDASANA

鸟王式

在站姿体式的前半段，我们介绍了树式，该体式可以向外打开髋部，向上提起胸腔。在站姿体式的后半段，我们利用双角式使身体前屈，然后利用鸟王式强化和内收能量。可将鸟王式视为婴儿式的站立版，髋关节内收、内旋，手臂相互缠绕。在鸟王式中，有三件事情同时发生，相互之间起协同作用：手臂在胸前内收缠绕；双腿在骨盆前方内收，股骨内旋；双脚形成平衡动作的基础。夹紧双腿，将骨盆与双足相连接，帮助保持平衡。夹紧两个肘关节，加强双腿和盆膈收缩的力，对平衡和会阴收束法有协同作用。

基本关节位置

· 站立腿膝关节屈曲20度。　　　　· 肩关节屈曲90度、内收。

· 两侧髋关节内收、内旋。　　　　· 肘关节屈曲。

· 背部伸展。

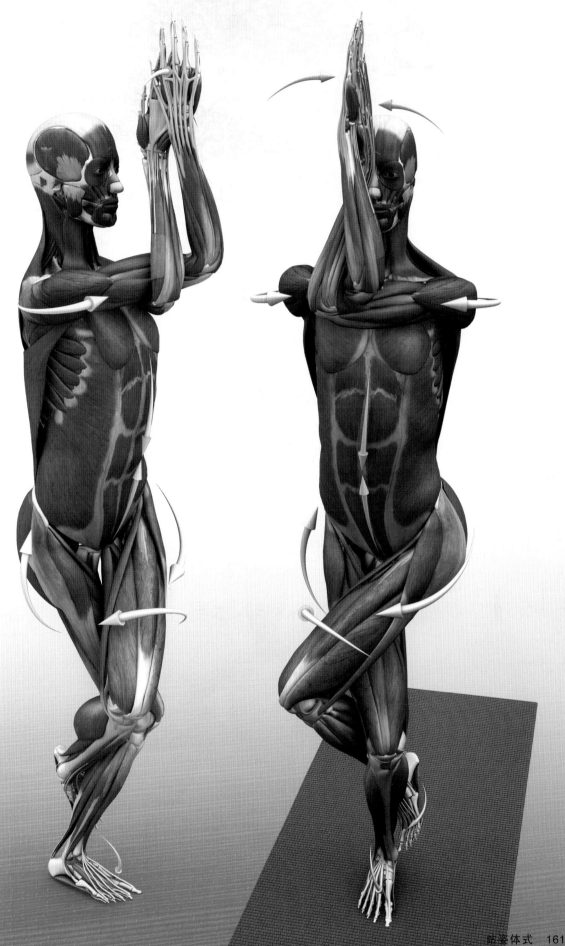

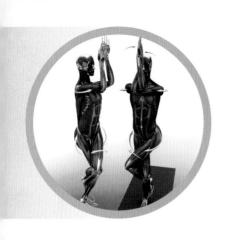

鸟王式准备动作

先内收肘关节，将一条手臂的肘关节放在另一个肘关节上面。下方肘关节向上推。然后双手交叉，将下方手臂的手指压向上方手掌。如果手臂不能做出该姿势，交叉肘关节，然后相互挤压就好。等灵活性上升后，慢慢试着让手臂进入交叉位置。

接下来，弯曲膝关节，这会降低身体重心，强化大腿肌肉。将对侧的腿放在另一条大腿之上，双腿和上臂的姿势要相反。比如，如果左臂在右臂之上，则左腿在右腿之下。两条大腿夹紧。最后，用上腿的足部勾住下腿的小腿。如果失去平衡，弯曲膝关节降低重心以重获平衡。利用半脊柱扭转式（见下图）这样的扭转体式拉伸髋关节的外展肌群。

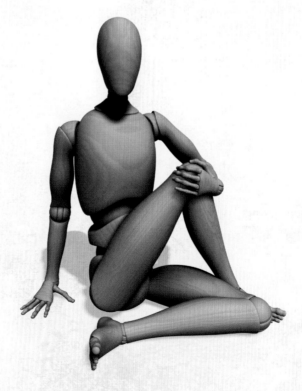

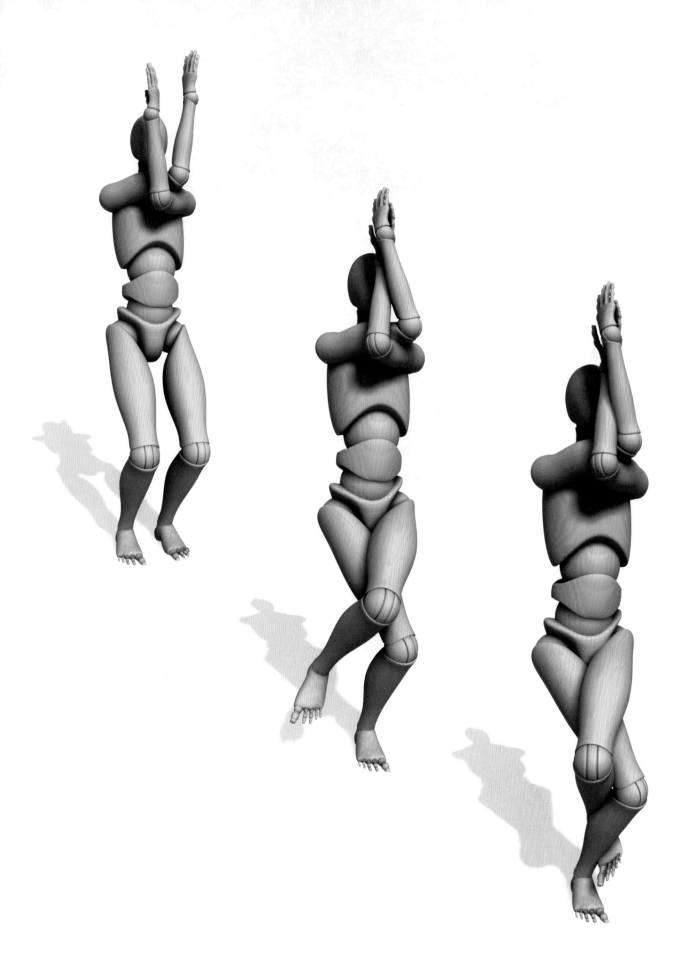

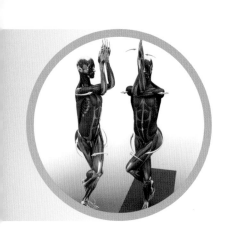

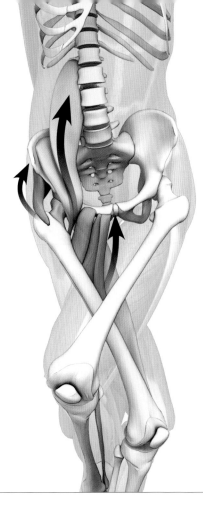

步骤一 站立腿屈曲、内收。腰大肌伸直腰椎，并与腰肌合作，屈曲股骨，前倾骨盆。耻骨肌和前收肌互相协同，内收股骨。臀小肌（图中位于骨盆侧面）屈曲，内旋髋关节，将股骨稳定在髋臼窝中。练习该体式时，观想这些肌肉的启动。

步骤二 单腿站立平衡，要求从髋关节到足部的肌肉保持一种动态互动。当你站直时，股骨和胫骨相对处于正位，所以身体的一部分重量会被骨骼的张力吸收。当膝关节弯曲时，骨骼不再处于正位，重量就由膝关节的伸肌系统支撑（股四头肌、髌骨和髌腱）。

　　臀中肌和阔筋膜张肌在这里有两个作用。首先，两块肌肉都会自动收缩，以束缚和稳定骨盆。第二，它们会内旋大腿。将膝关节外侧推向上面那条腿，以收缩阔筋膜张肌。该动作有助于稳定体式。

　　最后，将身体重量平均分布在足底。通过分别启动胫骨后肌、腓骨长肌与腓骨短肌，平衡足部的内翻和外翻。小腿这些肌肉的动作可以稳定踝关节，活化足弓。

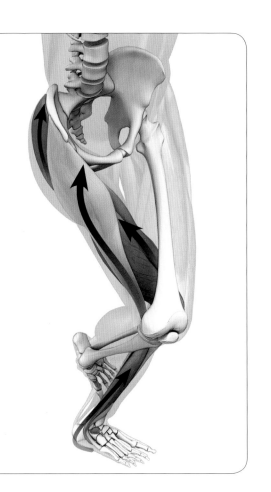

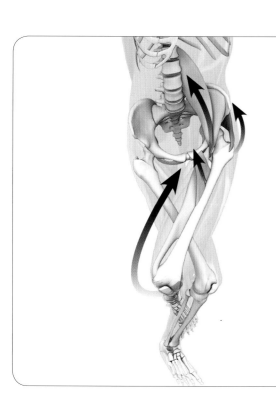

步骤三 收缩腰肌和内收肌群，使上腿交叉越过下腿。股骨屈曲，观想臀小肌收缩，将股骨稳定在髋臼窝中。臀小肌还可以内旋屈曲的股骨。启动双腿的内收肌群，夹紧双腿。通过尝试拉开两条内收的股骨，完善和活化该体式。该动作会启动阔筋膜张肌，进而发挥步骤二所描述的作用。

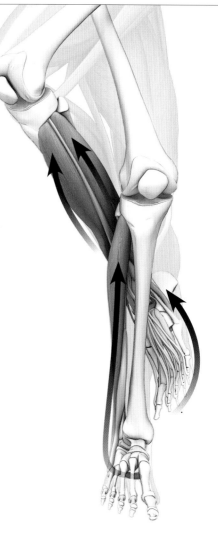

▶ **步骤四** 将上腿足部勾住下腿，将脚背拉向站立腿小腿肚，使脚背背屈。该动作会激活胫骨前肌和腿前部的伸趾肌。收缩腿侧面的腓骨肌，使足部外翻。再启动胫骨后肌，使足部内翻，稳定踝关节，以平衡该姿势。

　　将跖球压入瑜伽垫，帮助平衡。该动作会启动站立腿的腓骨长肌和腓骨短肌。同时，启动站立腿的胫骨后肌，活化足弓。

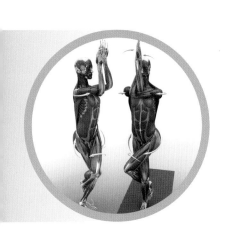

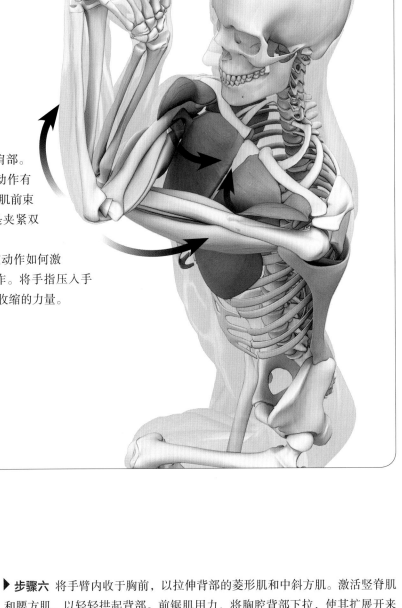

步骤五 当两臂相互靠近时，收缩胸大肌，内收肩部。背阔肌、大圆肌和肱三头肌的长头对肩部内收动作有协同作用。通过尝试放低手臂，但同时收缩三角肌前束进行对抗，创造一种对立的力。该动作的窍门是夹紧双臂的肘关节，把意识带到身体背面的背阔肌。

　　尝试伸直肘关节，同时对抗该趋势，注意该动作如何激活肱三头肌，完善手臂在胸前交叉、内收的动作。将手指压入手掌。激活上半身的这些肌肉可以加强下半身肌肉收缩的力量。

▶ **步骤六** 将手臂内收于胸前，以拉伸背部的菱形肌和中斜方肌。激活竖脊肌和腰方肌，以轻轻拱起背部。前锯肌用力，将胸腔背部下拉，使其扩展开来（观想有助于该动作）。激活站立腿的臀肌，以平衡骨盆。臀肌与髋关节前部的腰肌合作，将股骨稳定在髋臼窝中。

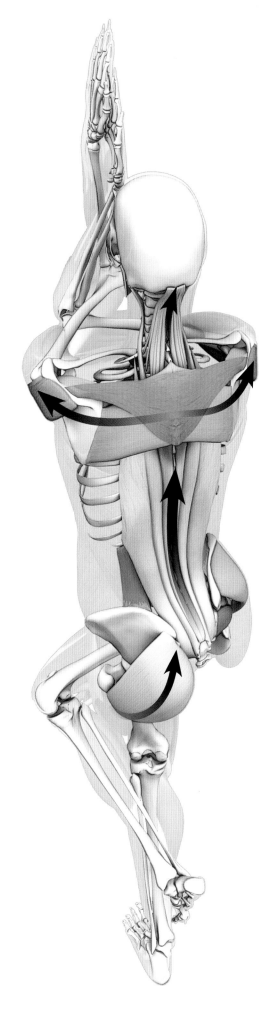

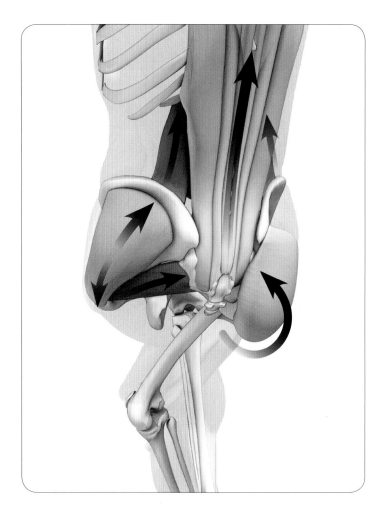

步骤七 注意上腿的内收和内旋如何拉伸臀中肌和阔筋膜张肌的外展部分，并同时伸展梨状肌、闭孔内肌、闭孔外肌、上孖肌、下孖肌和股方肌（髋关节的深层外旋肌）。

恢复性体式

有支撑的桥式 SUPPORTED SETU BANDHA

你可以在练习的最后用恢复性体式放松身心。使用有支撑的桥式可使腰肌和股四头肌被动拉伸。注意这也是一种倒立体式。该体式使下半身高于心脏，能促进血液回流，刺激植物神经系统中的副交感神经部分。这有助于降低心率和血压。

足部下压，收缩股四头肌以提起躯干。将瑜伽砖放于骶骨下方（而非腰椎之下）。将身体重量均匀地压在瑜伽砖上，如图所示，保持膝关节弯曲。将一条卷起来的毯子放于头下，以保持颈部微微屈曲。将手平放在身体两侧，掌心向上。闭上双眼，在这里停留几分钟。然后移开瑜伽砖，将骨盆慢慢放下，转向右侧，进入婴儿式休息片刻，然后起身。

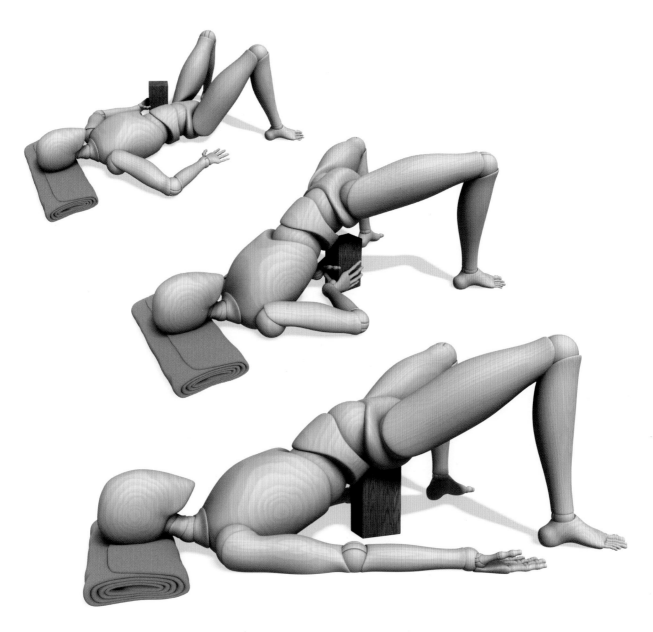

靠墙倒箭式 VIPARITA KARANI

你可以在瑜伽练习最后或者有支撑的桥式后做该恢复性体式。该体式使臀大肌这种髋展肌得到被动拉伸，还可以打开胸腔。该体式也是一种倒立体式，像桥式一样对植物神经系统有着类似的作用。

靠墙放置一个垫枕。你可以在墙体和垫枕之间放一块瑜伽砖，以便更好地放置骨盆，使身体不会滑落（见下图）。将一条卷起来的毯子放于头下，使头部微微抬高，颈部微微屈曲。手臂置于身体两侧，掌心向上。闭上双眼，在这里停留几分钟。然后移开垫枕，转向右侧，进入婴儿式休息片刻，然后起身。

身体平躺，头部以毯子支撑，进入摊尸式休息。

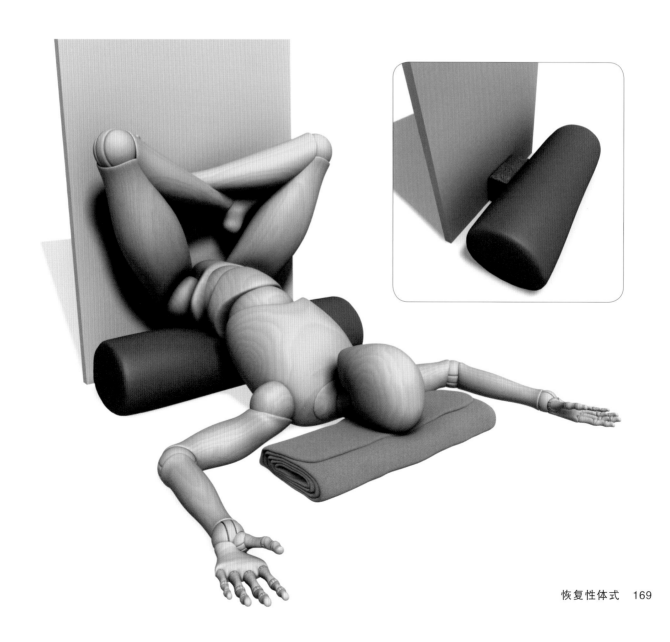

动作索引

MOVEMENT INDEX

动作索引

　　每个身体动作都有特定的名称。明确这些名称不仅对瑜伽教学十分重要，也有利于我们分析形成身体姿势的肌肉。作为一名瑜伽老师，我们要使用学员能理解的术语去跟他们沟通；要了解每个动作的科学叫法，同时又能清楚解释每个动作，让外行人也听得懂；动作指令要尽量简单、准确。

　　要记住，肌肉的收缩使关节、附肢落在各个体式的正确位置上。知道了关节的位置，就可以推断应该启动哪些肌肉以做出特定体式。有了这些知识，我们便可以指导学员运用精准的要领，调整、稳定身体进入体式，伸展正确的肌肉，创造收束。因此，全面理解身体动作是揭开瑜伽体式奥秘的步骤一。

　　身体一共有六种基本动作，分别是：屈曲（flexion）、伸展（extention）、内收（adduction）、外展（abduction）、内旋（internal / medial rotation）和外旋（external / lateral rotation）。所有这些动作都发生于以下三个平面，解剖学位置是定义动作方向的坐标。

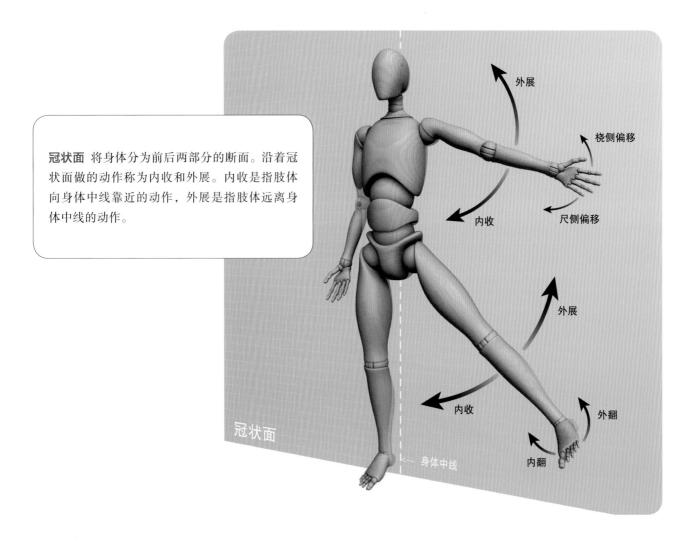

冠状面　将身体分为前后两部分的断面。沿着冠状面做的动作称为内收和外展。内收是指肢体向身体中线靠近的动作，外展是指肢体远离身体中线的动作。

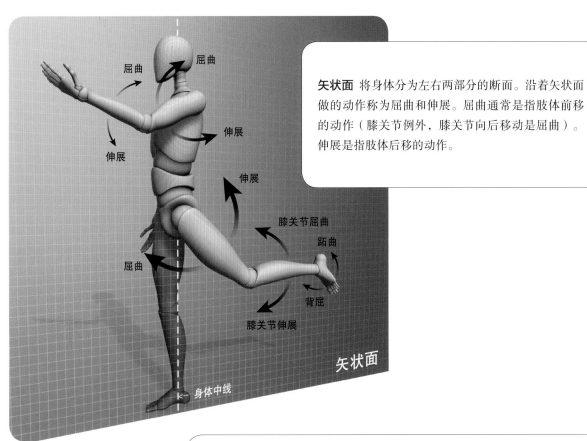

矢状面 将身体分为左右两部分的断面。沿着矢状面做的动作称为屈曲和伸展。屈曲通常是指肢体前移的动作（膝关节例外，膝关节向后移动是屈曲）。伸展是指肢体后移的动作。

屈曲

屈曲

伸展

伸展

伸展

膝关节屈曲

跖曲

屈曲

背屈

膝关节伸展

矢状面

身体中线

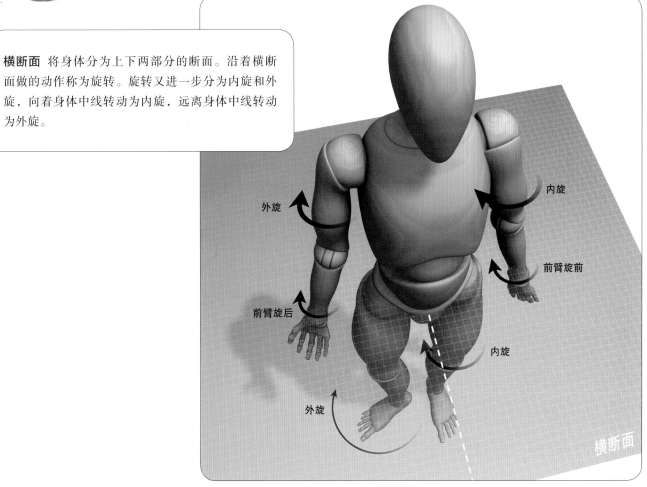

横断面 将身体分为上下两部分的断面。沿着横断面做的动作称为旋转。旋转又进一步分为内旋和外旋，向着身体中线转动为内旋，远离身体中线转动为外旋。

外旋

内旋

前臂旋前

前臂旋后

内旋

外旋

横断面

这里以扭转半月式和三角侧伸展式为例，说明如何分析瑜伽姿势中的关节位置。序号代表形成姿势的动作顺序。

① 站立腿髋关节屈曲。
② 上抬腿髋关节伸展。
③ 上抬腿膝关节伸展。
④ 站立腿膝关节伸展。
⑤ 肩关节外展。
⑥ 肘关节伸展。
⑦ 腕关节伸展。
⑧ 肩关节外展、外旋。
⑨ 肘关节伸展。
⑩ 躯干侧屈、旋转。

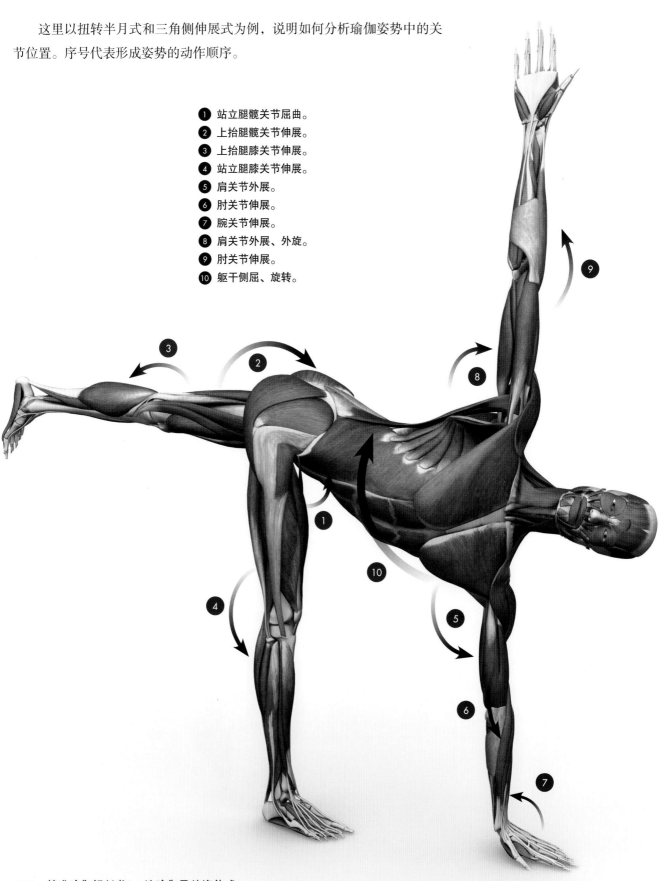

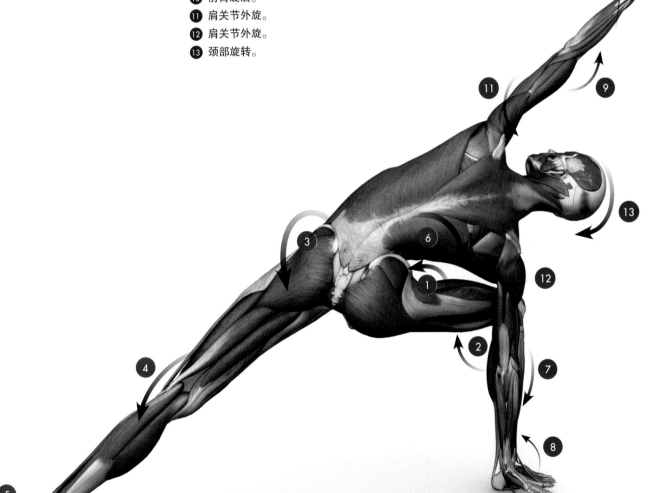

1 髋关节屈曲。
2 膝关节屈曲。
3 髋关节伸展、外旋。
4 膝关节伸展。
5 踝关节背屈、后足内翻、前足旋后。
6 躯干侧屈。
7 肘关节伸展。
8 腕关节伸展。
9 肘关节伸展。
10 前臂旋后。
11 肩关节外旋。
12 肩关节外旋。
13 颈部旋转。

动作与肌肉对照表

颈部

肌肉名称	屈曲	伸展	侧屈	侧伸	旋转
头半棘肌		●	●	●	●
头夹肌		●	●	●	●
胸锁乳突肌	●		●	●	●
肩胛提肌		●	●	●	
斜方肌		●	●	●	●

躯干

肌肉名称	屈曲	伸展	侧屈	旋转
腹外斜肌	●		●	●
腹内斜肌	●		●	●
腹直肌	●			
胸棘肌		●		
侧横突间肌			●	
棘间肌		●		
胸最长肌		●		
腰髂肋肌		●		
多裂肌		●		
回旋肌		●		●
腰方肌		●	●	
腰大肌	●		●	
髂肌	●		●	

髋关节

肌肉名称	屈曲	伸展	内收	外展	内旋	外旋
臀大肌		●				●
臀中肌	●	●		●	●	●
臀小肌	●	●		●	●	●
阔筋膜张肌	●			●	●	
腰大肌	●					●
髂肌	●					
股直肌	●			●		
缝匠肌	●			●		●
耻骨肌	●		●			●
大收肌		●	●			●
长收肌	●		●			●
短收肌	●		●			●
股薄肌	●		●			●
梨状肌				●		●
上孖肌				●		●
下孖肌				●		●
闭孔内肌				●		●
闭孔外肌						●
股方肌			●			●
半腱肌		●			●	
半膜肌		●			●	
股二头肌		●				●

膝关节

肌肉名称	屈曲	伸展	内旋	外旋
股内侧肌		●		
股外侧肌		●		
股中间肌		●		
股直肌		●		
缝匠肌	●		●	
半键肌	●		●	
半膜肌	●		●	
股二头肌	●			●
股薄肌	●		●	
腘肌	●			
腓肠肌	●			

小腿

肌肉名称	踝关节跖曲	踝关节背曲	足外翻	足内翻	趾屈曲	趾伸展
腓肠肌	●					
比目鱼肌	●					
胫骨前肌		●		●		
胫骨后肌	●			●		
腓骨长肌	●		●			
腓骨短肌	●		●			
第三腓骨肌	●		●			
趾长屈肌	●			●	●	
拇长屈肌	●			●	●	
趾长伸肌		●	●			●
拇长伸肌		●		●		●

足部

肌肉名称	趾屈曲	趾伸展	趾内收	趾外展
趾短屈肌	●			
拇短屈肌	●			
小趾短屈肌	●			
趾短伸肌		●		
拇短伸肌		●		
小趾展肌				●
拇展肌				●
拇收肌			●	
蚓状肌	●	●	●	
足底骨间肌	●		●	
足背骨间肌	●			●

手部

肌肉名称	屈曲	伸展	内收	外展
指浅屈肌	●			
指深屈肌	●			
拇长屈肌	●			
拇短屈肌	●			
小指短屈肌	●			
指伸肌		●		
拇长伸肌		●		
拇短伸肌		●		
食指伸肌		●		
小指伸肌		●		
拇长展肌				●
拇短展肌				●
拇收肌			●	
小指展肌				●
蚓状肌	●	●		
背侧骨间肌	●	●	●	

手臂和腕关节

肌肉名称	肘关节屈曲	肘关节伸展	前臂旋前	前臂旋后	腕关节屈曲	腕关节伸展	腕关节尺侧偏斜	腕关节桡侧偏斜
肱二头肌	●			●				
肱肌	●							
肱三头肌		●						
肘后肌		●						
肱桡肌	●							
旋后肌				●				
旋前圆肌			●					
旋前方肌			●					
桡侧腕长伸肌						●		●
桡侧腕短伸肌						●		●
尺侧腕伸肌						●	●	
桡侧腕屈肌					●			●
尺侧腕屈肌					●		●	
指伸肌						●		
拇短伸肌								●
拇长伸肌				●				●
拇长展肌								●

肩关节

肌肉名称	后缩	前伸	上提	下压	屈曲	伸展	内收	外展	内旋	外旋
菱形肌	●									
前锯肌		●	●					●		
斜方肌	●		●	●			●	●		
肩胛提肌		●	●							
背阔肌	●			●		●	●		●	
大圆肌						●	●		●	
胸大肌				●	●		●		●	
胸小肌		●		●						
三角肌前束					●				●	
三角肌中束								●		
三角肌后束						●				●
冈上肌								●		
冈下肌										●
小圆肌							●			●
肩胛下肌									●	
肱二头肌					●					
喙肱肌					●		●			
肱三头肌						●	●			

解剖学索引

ANATOMY INDEX

骨
BONES

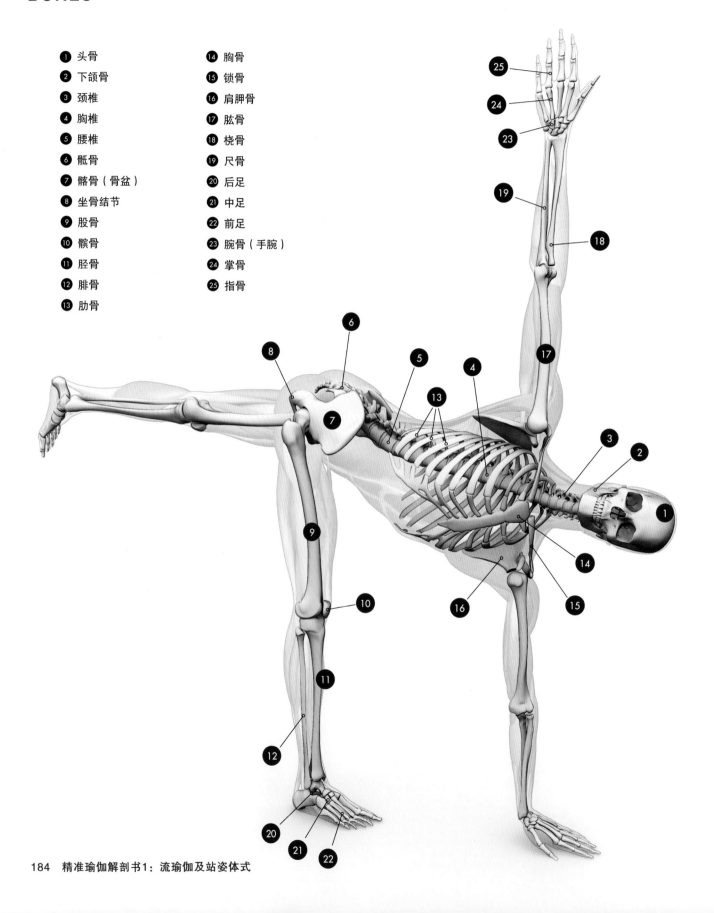

1. 头骨
2. 下颌骨
3. 颈椎
4. 胸椎
5. 腰椎
6. 骶骨
7. 髂骨（骨盆）
8. 坐骨结节
9. 股骨
10. 髌骨
11. 胫骨
12. 腓骨
13. 肋骨
14. 胸骨
15. 锁骨
16. 肩胛骨
17. 肱骨
18. 桡骨
19. 尺骨
20. 后足
21. 中足
22. 前足
23. 腕骨（手腕）
24. 掌骨
25. 指骨

中轴与附肢骨骼
AXIAL AND APPENDICULAR SKELETONS

中轴骨骼

中轴骨骼由头骨、脊柱和胸腔组成。这些骨骼连接上肢与下肢的附肢骨骼，从而使得这两个不同区域的骨骼可以相互作用。比如，三角侧伸展式中，将下侧手臂紧靠在弯曲的膝关节上，有助于旋转躯干（中轴骨骼）。

附肢骨骼

上肢附肢骨骼由肩胛带和上肢组成。肩胛带包含肩胛骨和锁骨，连接手臂和躯干，从而将上肢附肢骨骼与中轴骨骼相连。

下肢附肢骨骼由骨盆带和下肢组成。骨盆带包括髂骨、坐骨、耻骨和耻骨联合，将下肢附肢骨骼与中轴骨骼相连。

了解骨骼属于不同区域十分重要，因为附肢骨骼可通过杠杆作用影响中轴骨骼。也就是说，手和脚一连接，影响的是脊柱。

肌肉
MUSCLES

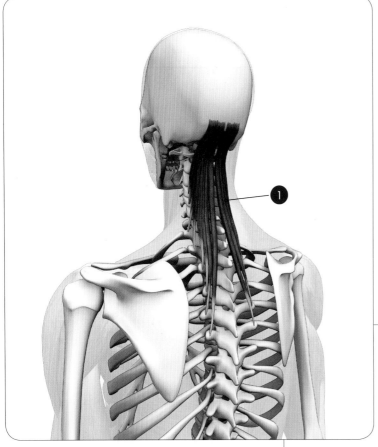

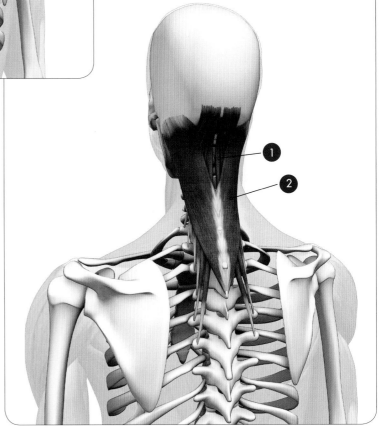

❶ **头半棘肌**

　起:下颈椎和上胸椎的横突
　止:枕骨
　动作:伸展头部(后倾),协助头部转动

❷ **头夹肌**

　起:第7节颈椎和第1~4节胸椎的棘突
　止:头骨乳突,位于耳朵后部
　动作:伸展头部和颈部;当单侧收缩时,
　　　　可侧屈颈部;将头部转向肌肉收缩
　　　　的一侧

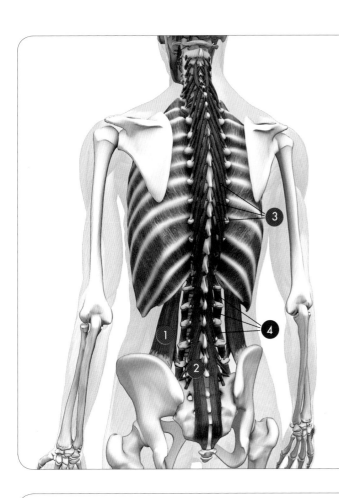

❶ 腰方肌

起：髂嵴后方

止：第12对肋骨后部，第1~4节腰椎的横突

动作：侧屈脊柱；伸展、稳定腰椎；稳定第12对肋骨，深吸气时会将其向下拉

❷ 多裂肌

起：骶骨和髂后上棘的后部，腰椎、胸椎和颈椎的横突

止：从起端椎骨向上两个椎骨；肌纤维成对角向身体中线走，到达止端椎骨的棘突

动作：在伸展、屈曲和旋转过程中稳定脊椎

❸ 胸半棘肌

起：第6~10节胸椎横突

止：下颈椎和上胸椎的棘突

动作：伸展和旋转上胸椎和下颈椎

❹ 侧横突间肌

起：腰椎的横突

止：邻近起端椎骨上方的椎骨横突

动作：侧屈腰椎

❶ 后上锯肌

起：项韧带与第7节颈椎到第4节胸椎的棘突

止：第2~5对肋骨的上缘

动作：在深吸气时，通过上提肋骨扩展胸腔后侧（后上锯肌是呼吸的辅助肌）

❷ 后下锯肌

起：第11~12节胸椎、第1~3节腰椎的棘突，以及胸腰筋膜

止：第9~12对肋骨的下缘

动作：在吸气时稳定下方肋骨

❸ 胸棘肌

起：第6~10节胸椎的横突

止：第6~7节颈椎、第1~4节胸椎的棘突

动作：伸展上胸椎和下颈椎

❹ 胸最长肌

起：骶骨后部，以及第11~12节胸椎、第1~5节腰椎的棘突

止：第1~12节胸椎的横突，第4~12对肋骨的内缘

动作：侧屈、伸展脊柱，在吸气时协助扩展胸腔

❺ 腰髂肋肌

起：骶骨后部

止：第7~12对肋骨的后缘

动作：侧屈、伸展腰椎

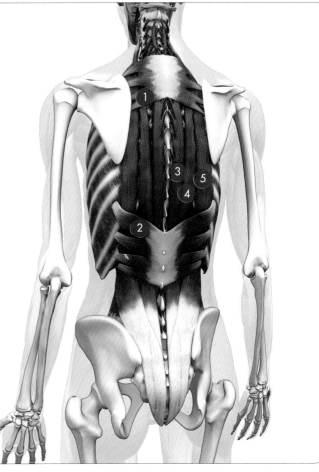

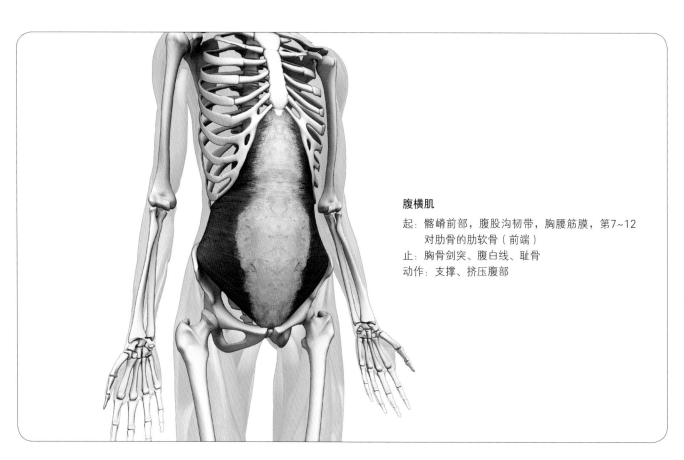

腹横肌

起：髂嵴前部，腹股沟韧带，胸腰筋膜，第7~12
　　对肋骨的肋软骨（前端）
止：胸骨剑突、腹白线、耻骨
动作：支撑、挤压腹部

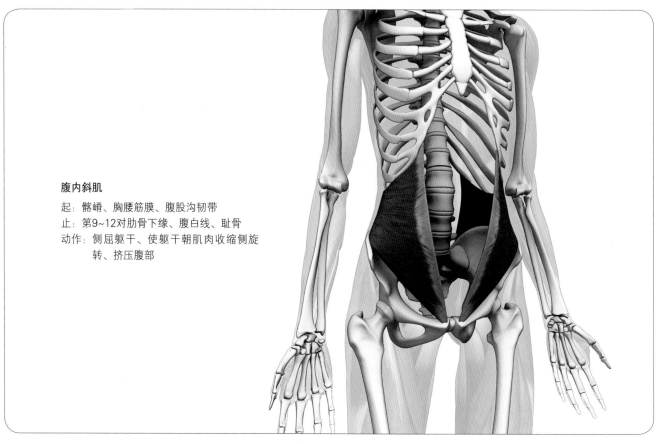

腹内斜肌

起：髂嵴、胸腰筋膜、腹股沟韧带
止：第9~12对肋骨下缘、腹白线、耻骨
动作：侧屈躯干、使躯干朝肌肉收缩侧旋
　　转、挤压腹部

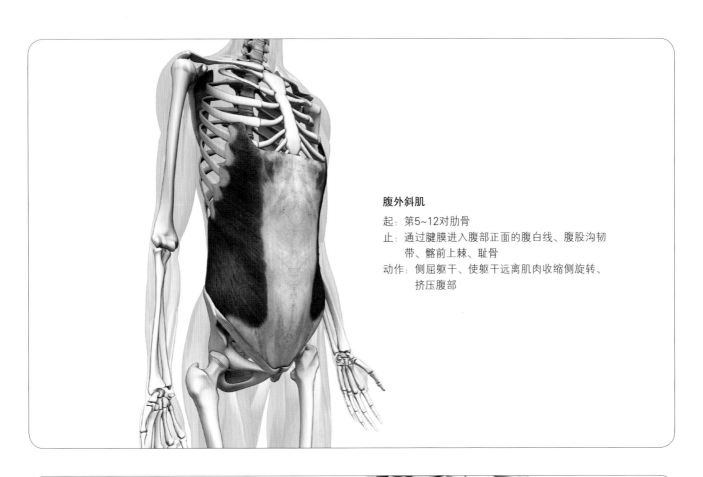

腹外斜肌

起：第5~12对肋骨

止：通过腱膜进入腹部正面的腹白线、腹股沟韧
　　带、髂前上棘、耻骨

动作：侧屈躯干、使躯干远离肌肉收缩侧旋转、
　　　挤压腹部

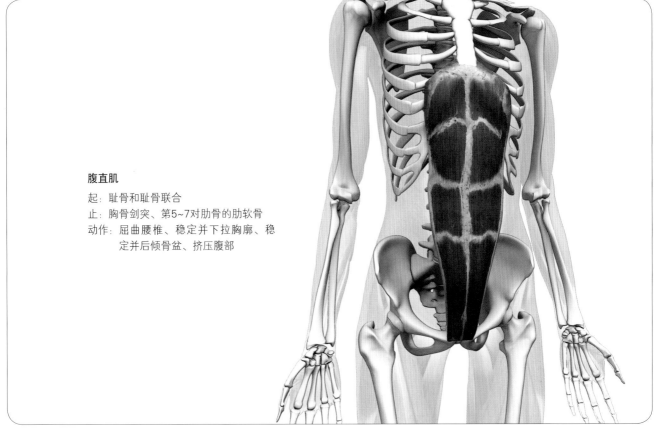

腹直肌

起：耻骨和耻骨联合

止：胸骨剑突、第5~7对肋骨的肋软骨

动作：屈曲腰椎、稳定并下拉胸廓、稳
　　　定并后倾骨盆、挤压腹部

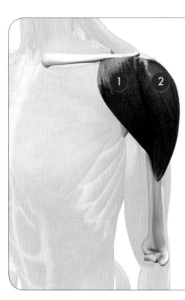

❶ 三角肌前束

　　起：锁骨前方上端三分之一处

　　止：肱骨干外表面的三角肌粗隆

　　动作：前屈、内旋肱骨

❷ 三角肌中束

　　起：肩胛骨肩峰突的侧向边缘

　　止：肱骨干外表面的三角肌粗隆

　　动作：接着肩袖肌群的冈上肌的起始动作，
　　　　　继续外展肱骨

❸ 三角肌后束

　　起：肩胛冈

　　止：肱骨干外表面的三角肌粗隆

　　动作：伸展、外旋肱骨

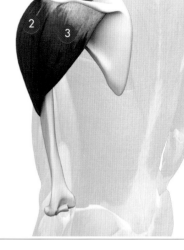

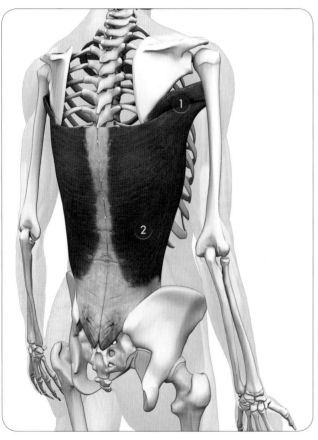

❶ 大圆肌

　　起：肩胛骨下侧边缘

　　止：肱骨肱二头肌沟

　　动作：内收、内旋肱骨

❷ 背阔肌

　　起：胸腰筋膜、髂嵴后部、第9~12对肋骨、
　　　　肩胛骨内边缘

　　止：肱骨肱二头肌沟

　　动作：伸展、内收、内旋肱骨

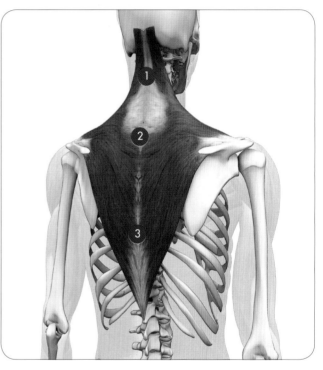

❶ 上斜方肌

　　起：枕骨、项韧带

　　止：肩胛冈的上缘

　　动作：上提肩胛带，同下斜方肌一起旋转肩胛骨，使手
　　　　　臂高举过头

❷ 中斜方肌

　　起：第7节颈椎到第7节胸椎的棘突

　　止：肩峰内缘、锁骨外侧三分之一处的后部

　　动作：内收肩胛骨

❸ 下斜方肌

　　起：第8~12节胸椎的棘突

　　止：肩峰内缘、锁骨外侧三分之一处的后部

　　动作：下压肩胛骨，帮助身体在手臂平衡动作中保持稳
　　　　　定，同上斜方肌一起旋转肩胛骨，使手臂高举过头

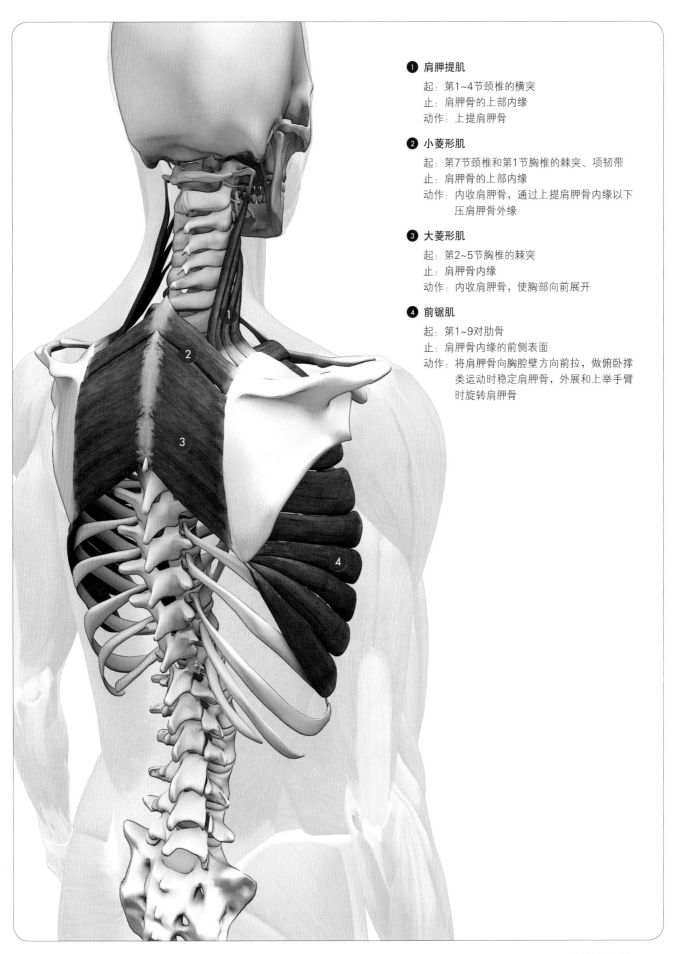

❶ 肩胛提肌

起：第1~4节颈椎的横突
止：肩胛骨的上部内缘
动作：上提肩胛骨

❷ 小菱形肌

起：第7节颈椎和第1节胸椎的棘突、项韧带
止：肩胛骨的上部内缘
动作：内收肩胛骨，通过上提肩胛骨内缘以下
　　　压肩胛骨外缘

❸ 大菱形肌

起：第2~5节胸椎的棘突
止：肩胛骨内缘
动作：内收肩胛骨，使胸部向前展开

❹ 前锯肌

起：第1~9对肋骨
止：肩胛骨内缘的前侧表面
动作：将肩胛骨向胸腔壁方向前拉，做俯卧撑
　　　类运动时稳定肩胛骨，外展和上举手臂
　　　时旋转肩胛骨

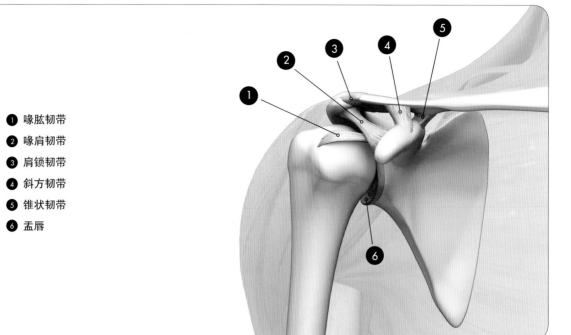

1 喙肱韧带

2 喙肩韧带

3 肩锁韧带

4 斜方韧带

5 锥状韧带

6 盂唇

1 冈上肌

起：肩胛冈棘上窝

止：肱骨大结节

动作：引起肱骨外展（手臂侧举），稳定肩
关节窝中的肱骨头

2 肩胛下肌

起：肩胛下窝的肩胛骨前侧表面

止：肱骨小结节

动作：内旋肱骨，稳定肩关节窝中的肱骨头

3 小圆肌

起：肩胛骨外缘的上部

止：肱骨大结节的后方下部

动作：外旋肱骨，稳定肩关节窝中的肱骨头

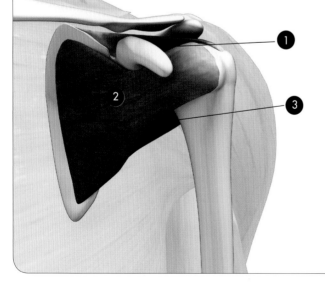

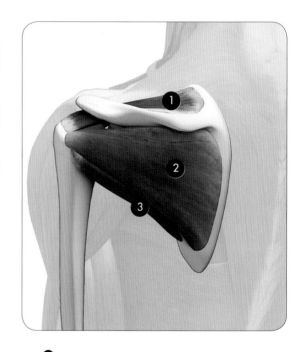

1 冈上肌

起：肩胛冈棘上窝

止：肱骨大结节

动作：引起肱骨外展（手臂侧举），稳定肩关
节窝中的肱骨头

2 冈下肌

起：肩胛冈棘下窝

止：肱骨大结节

动作：外旋肩关节

3 小圆肌

起：肩胛骨外缘的上部

止：肱骨大结节的后方下部

动作：外旋肱骨，稳定肩关节窝中的肱骨头

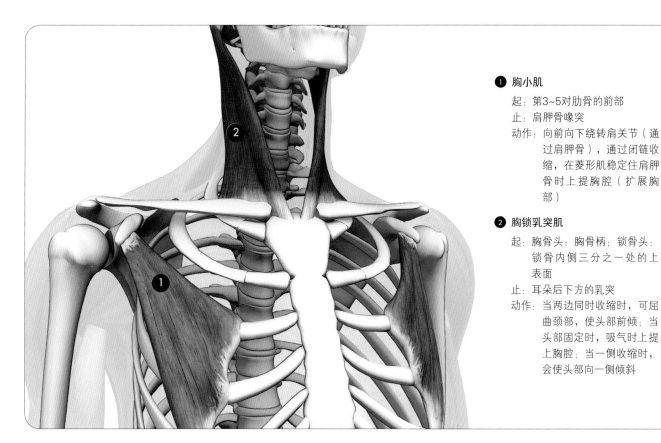

❶ 胸小肌

起：第3~5对肋骨的前部

止：肩胛骨喙突

动作：向前向下绕转肩关节（通过肩胛骨），通过闭链收缩，在菱形肌稳定住肩胛骨时上提胸腔（扩展胸部）

❷ 胸锁乳突肌

起：胸骨头：胸骨柄；锁骨头：锁骨内侧三分之一处的上表面

止：耳朵后下方的乳突

动作：当两边同时收缩时，可屈曲颈部，使头部前倾；当头部固定时，吸气时上提上胸腔；当一侧收缩时，会使头部向一侧倾斜

❶ 胸大肌

起：胸肋头：胸骨柄前部和胸骨体；锁骨头：锁骨内侧一半处

止：肱骨上部的肱二头肌沟外缘

动作：内收、内旋肱骨；胸肋头将肱骨向下带，使肱骨横过身体朝向对侧髋关节方向；锁骨头前屈并内旋肱骨，使肱骨横过身体朝向对侧肩关节方向

❷ 喙肱肌

起：肩胛骨喙突

止：肱骨干中段的内侧表面

动作：协助胸肌内收肱骨和肩关节

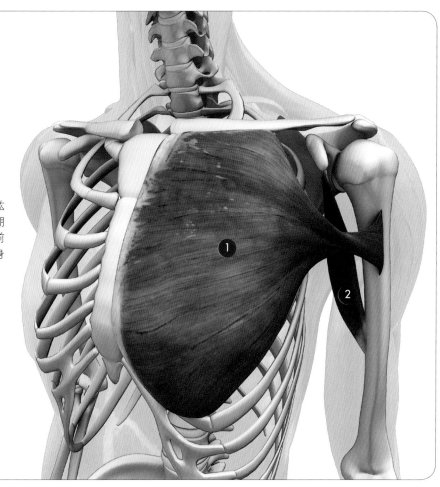

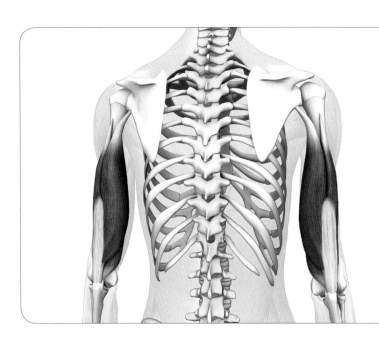

肱三头肌

起：长头端起于肩窝下缘的盂下结节、内侧端
　　与外侧端起于肱骨的后表面与肌间隔膜

止：尺骨鹰嘴突

动作：伸展肘关节，长头端使手臂后移并内收

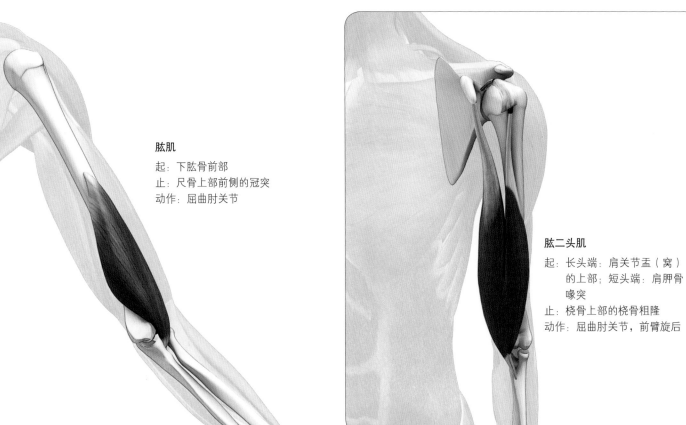

肱肌

起：下肱骨前部

止：尺骨上部前侧的冠突

动作：屈曲肘关节

肱二头肌

起：长头端：肩关节盂（窝）
　　的上部；短头端：肩胛骨
　　喙突

止：桡骨上部的桡骨粗隆

动作：屈曲肘关节，前臂旋后

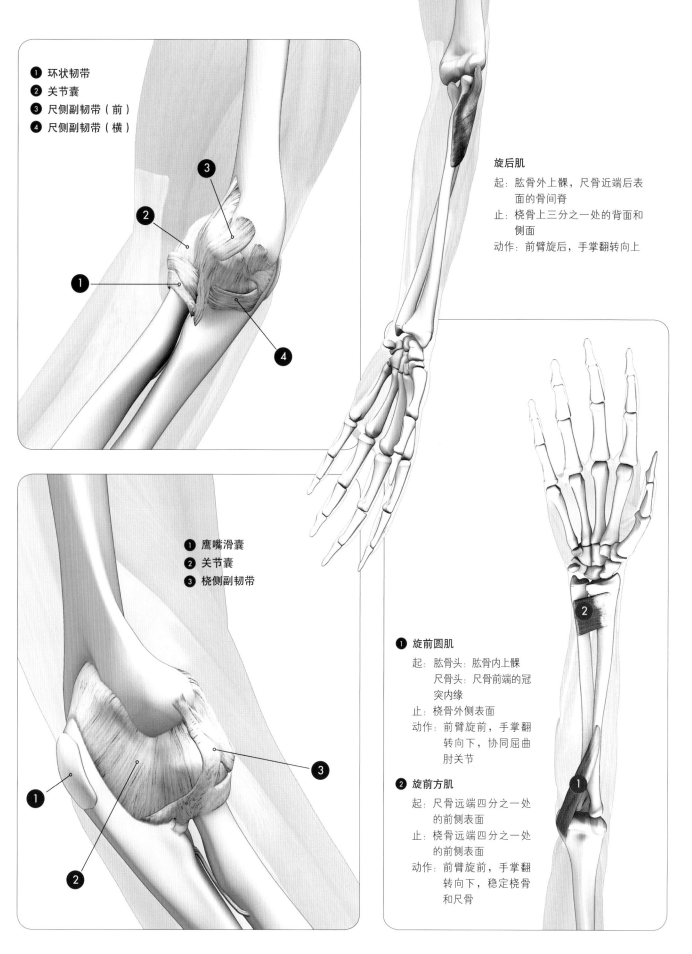

❶ 环状韧带
❷ 关节囊
❸ 尺侧副韧带（前）
❹ 尺侧副韧带（横）

旋后肌

起：肱骨外上髁，尺骨近端后表
　　面的骨间脊
止：桡骨上三分之一处的背面和
　　侧面
动作：前臂旋后，手掌翻转向上

❶ 鹰嘴滑囊
❷ 关节囊
❸ 桡侧副韧带

❶ 旋前圆肌
　　起：肱骨头：肱骨内上髁
　　　　尺骨头：尺骨前端的冠
　　　　突内缘
　　止：桡骨外侧表面
　　动作：前臂旋前，手掌翻
　　　　　转向下，协同屈曲
　　　　　肘关节

❷ 旋前方肌
　　起：尺骨远端四分之一处
　　　　的前侧表面
　　止：桡骨远端四分之一处
　　　　的前侧表面
　　动作：前臂旋前，手掌翻
　　　　　转向下，稳定桡骨
　　　　　和尺骨

1 指深屈肌

起：尺骨上三分之二处的前侧表面和
　　内侧表面，以及骨间膜（桡骨和
　　尺骨之间）

止：手指指骨远端的掌心面（前面）

动作：屈曲远节指骨，协同屈曲较近
　　　节指骨和腕关节

2 拇长屈肌

起：桡骨骨干中段的前侧表面、尺骨
　　的冠突、内上髁

止：拇指指骨远端的掌心面（前面）

动作：屈曲拇指，协同屈曲腕关节

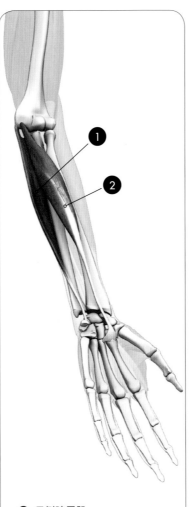

指浅屈肌

起：肱骨内上髁、尺骨的冠突、桡骨上
　　部前缘

止：两条肌腱分别止于四根手指的中指
　　骨两侧

动作：屈曲中节指骨，协同屈曲腕关节

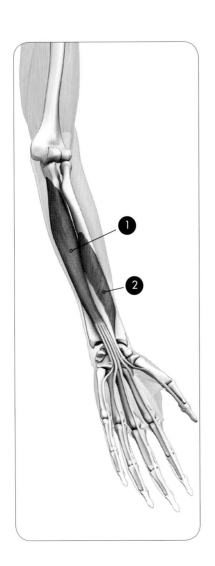

1 尺侧腕屈肌

起：肱骨内上髁、尺骨的内
　　缘和上三分之二处

止：腕关节的豌豆骨、第五
　　掌骨底部

动作：屈曲、内收腕关节，
　　　协同屈曲肘关节

2 桡侧腕屈肌

起：肱骨内上髁

止：第二掌骨底部

动作：屈曲、外展腕关节，
　　　协同屈曲肘关节和前
　　　臂旋前

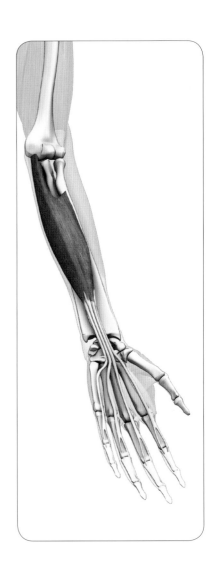

❶ 肱桡肌

起：肱骨外侧髁嵴
止：桡骨下外表面，茎突近端
动作：屈曲肘关节

❷ 桡侧腕长伸肌

起：肱骨外侧髁嵴
止：第二掌骨底的背部表面
动作：伸展、外展腕关节

❸ 桡侧腕短伸肌

起：肱骨外上髁越过总伸肌腱
止：第三掌骨底的背部表面
动作：伸展、外展腕关节

❹ 尺侧腕伸肌

起：肱骨外上髁越过总伸肌腱
止：第五掌骨底部
动作：伸展、内收腕关节

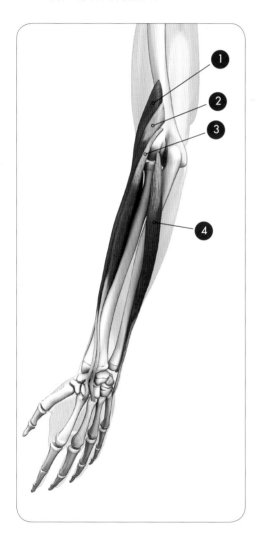

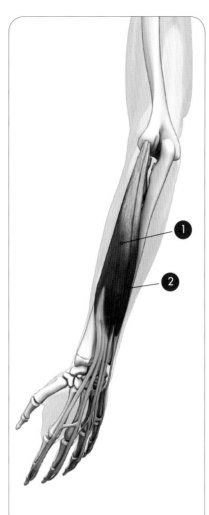

❶ 指伸肌

起：肱骨外上髁越过总伸肌腱
止：四指指骨背部表面
动作：伸展手指，协同手指背离
　　　中线外展

❷ 小指伸肌

起：肱骨外上髁越过总伸肌腱
止：与指伸肌肌腱结合，止于小
　　指背面
动作：伸展小指

❶ 拇长展肌

起：尺骨和桡骨后表面，覆盖骨
　　头中段三分之一处，骨间膜
止：第一掌骨外侧表面
动作：伸展、外展拇指，协同前
　　　臂旋后以及屈曲腕关节

❷ 拇短伸肌

起：桡骨远端后表面，骨间膜
止：拇指近端指骨底背面
动作：伸展拇指，协同伸展腕
　　　关节

❸ 拇长伸肌

起：尺骨后表面中段三分之一
　　处，骨间膜
止：拇指远节指骨底背面
动作：伸展拇指，协同伸展腕
　　　关节

❹ 食指伸肌

起：尺骨远端后表面，骨间膜
止：食指背腱膜，连到近节指骨
动作：伸展食指

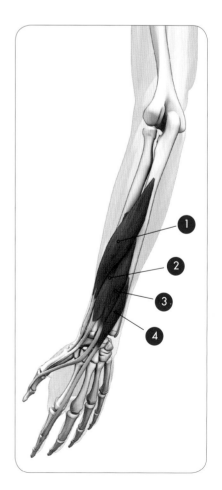

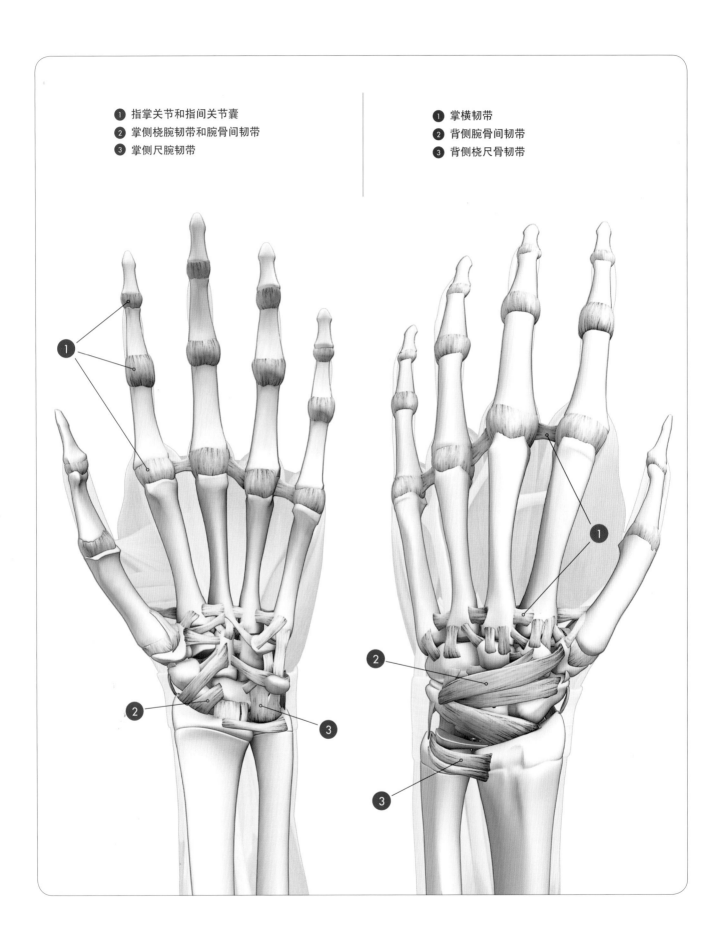

1 指掌关节和指间关节囊

2 掌侧桡腕韧带和腕骨间韧带

3 掌侧尺腕韧带

1 掌横韧带

2 背侧腕骨间韧带

3 背侧桡尺骨韧带

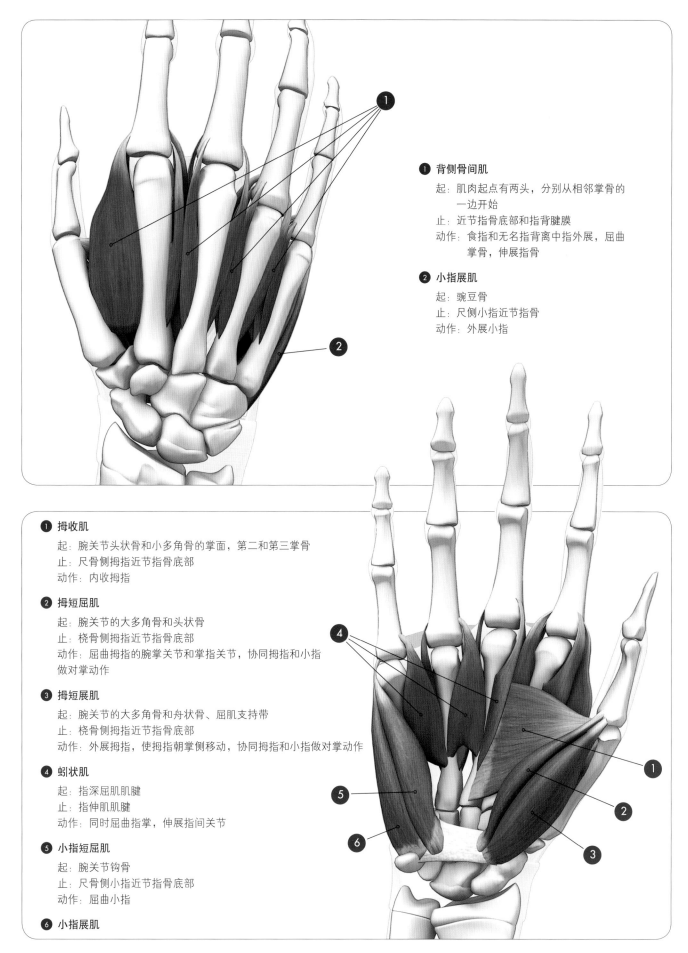

❶ 背侧骨间肌

起：肌肉起点有两头，分别从相邻掌骨的
一边开始

止：近节指骨底部和指背腱膜

动作：食指和无名指背离中指外展，屈曲
掌骨，伸展指骨

❷ 小指展肌

起：豌豆骨

止：尺侧小指近节指骨

动作：外展小指

❶ 拇收肌

起：腕关节头状骨和小多角骨的掌面，第二和第三掌骨

止：尺骨侧拇指近节指骨底部

动作：内收拇指

❷ 拇短屈肌

起：腕关节的大多角骨和头状骨

止：桡骨侧拇指近节指骨底部

动作：屈曲拇指的腕掌关节和掌指关节，协同拇指和小指
做对掌动作

❸ 拇短展肌

起：腕关节的大多角骨和舟状骨、屈肌支持带

止：桡骨侧拇指近节指骨底部

动作：外展拇指，使拇指朝掌侧移动，协同拇指和小指做对掌动作

❹ 蚓状肌

起：指深屈肌肌腱

止：指伸肌肌腱

动作：同时屈曲指掌，伸展指间关节

❺ 小指短屈肌

起：腕关节钩骨

止：尺骨侧小指近节指骨底部

动作：屈曲小指

❻ 小指展肌

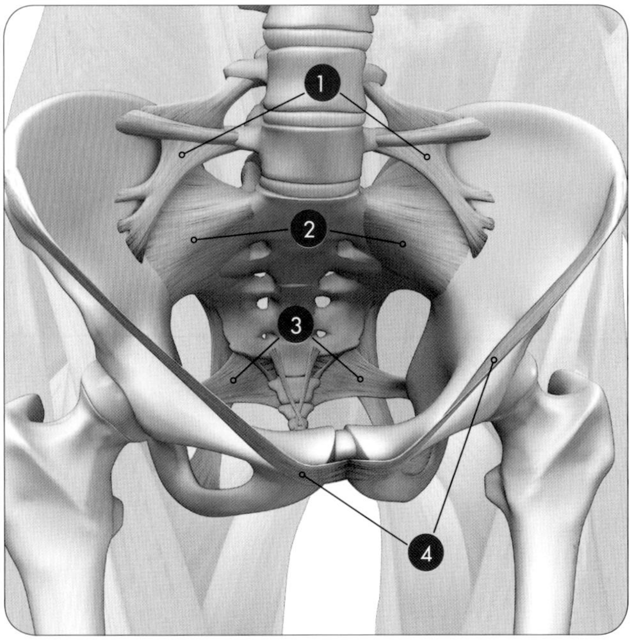

❶ 髂腰韧带　❸ 骶棘韧带
❷ 骶髂韧带　❹ 腹股沟韧带

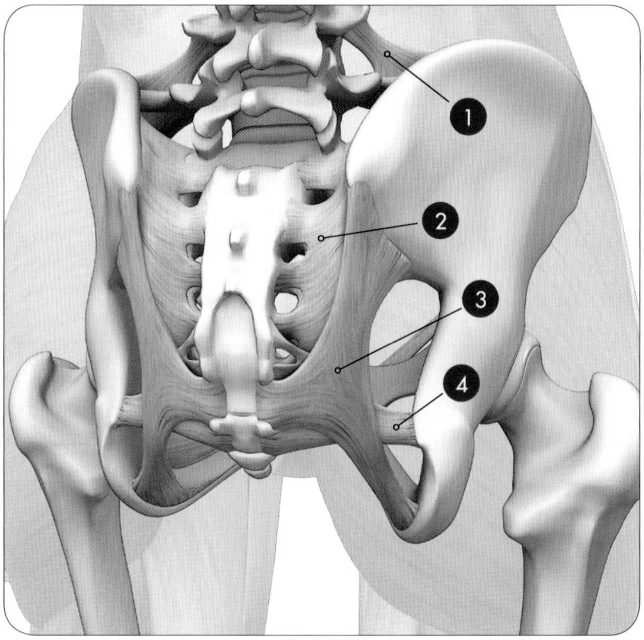

❶ 髂腰韧带　❸ 骶结节韧带
❷ 骶髂韧带　❹ 骶棘韧带

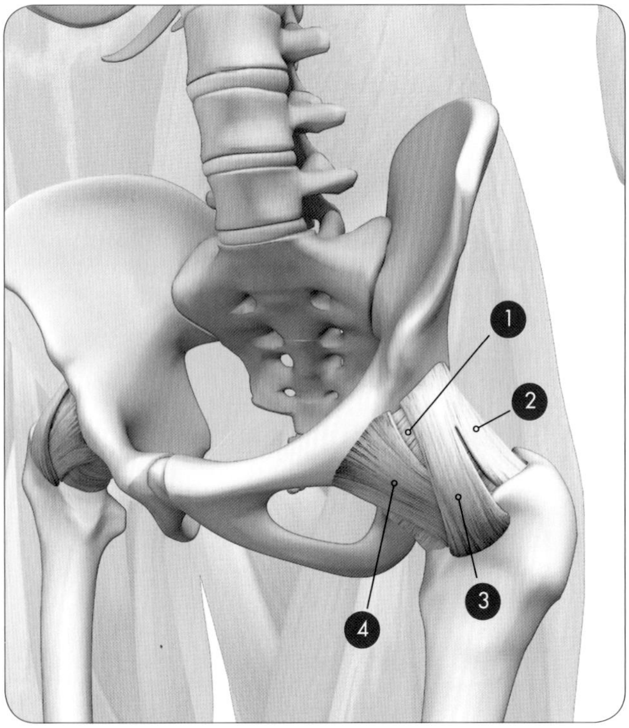

❶ 轮匝带　❸ 前髂股韧带
❷ 侧髂股韧带　❹ 耻股韧带

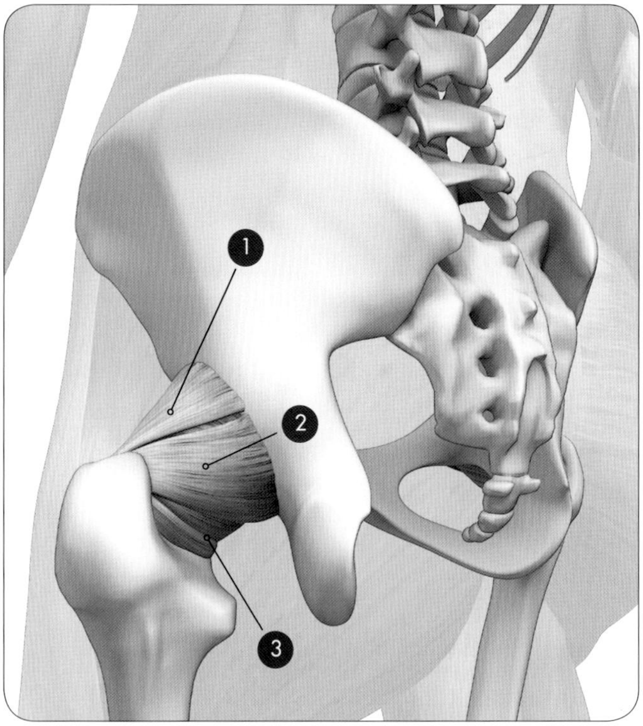

❶ 侧髂股韧带　❸ 轮匝带
❷ 坐股韧带

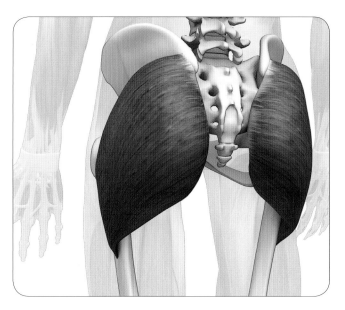

臀大肌

起：髂骨后外侧表面和骶骨侧面

止：上束纤维连到髂胫束、下束纤维连到臀肌粗隆

动作：伸展、外旋、稳定髋关节

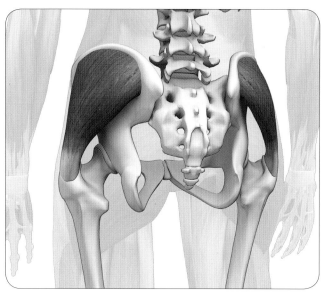

臀中肌

起：髂骨外侧表面

止：大转子

动作：外展髋关节，前端纤维内旋同时屈曲髋关节，后端纤维外旋同时伸展髋关节

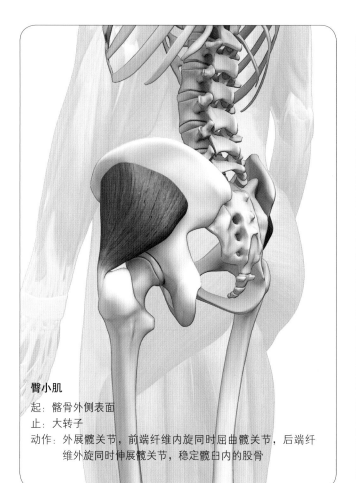

臀小肌

起：髂骨外侧表面

止：大转子

动作：外展髋关节，前端纤维内旋同时屈曲髋关节，后端纤维外旋同时伸展髋关节，稳定髋臼内的股骨

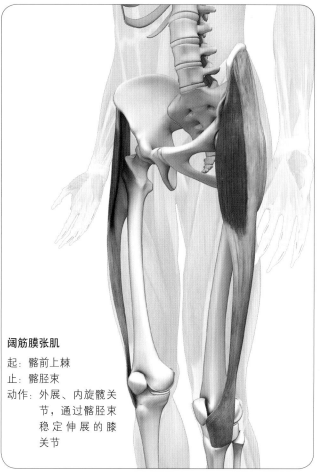

阔筋膜张肌

起：髂前上棘

止：髂胫束

动作：外展、内旋髋关节，通过髂胫束稳定伸展的膝关节

❶ 梨状肌

　起：骶骨后表面
　止：大转子
　动作：外旋、外展、伸展、稳定
　　　　髋关节

❷ 上孖肌

　起：坐骨棘
　止：大转子
　动作：外旋、内收髋关节

❸ 闭孔内肌

　起：闭孔膜和坐骨
　止：大转子
　动作：外旋、内收髋关节

❹ 下孖肌

　起：坐骨结节
　止：大转子
　动作：外旋、内收髋关节

❺ 股方肌

　起：坐骨结节
　止：转子间
　动作：外旋、内收髋关节

❻ 闭孔外肌

　起：闭孔膜和坐骨
　止：大转子
　动作：外旋、内收髋关节

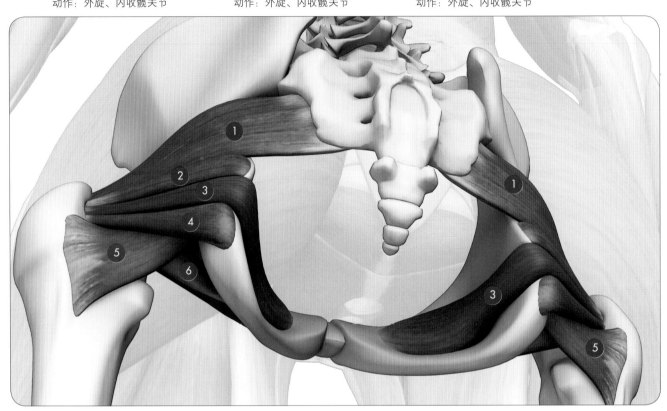

❶ 腰大肌

　起：第12节胸椎到第4节腰椎椎体和
　　　椎间盘
　止：小转子
　动作：屈曲、外旋髋关节，稳定腰椎

❷ 髂肌

　起：髂骨内表面
　止：小转子
　动作：屈曲、外旋髋关节，与腰大肌
　　　　一起使骨盆前倾

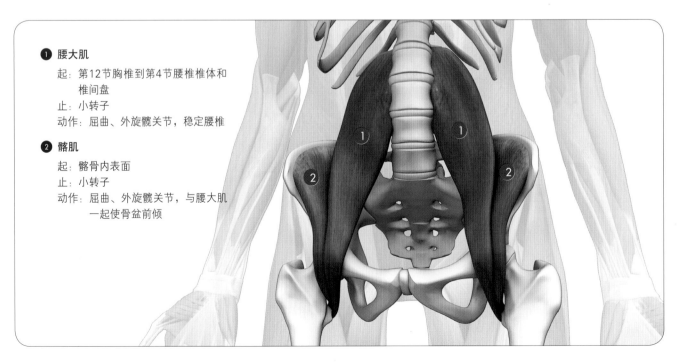

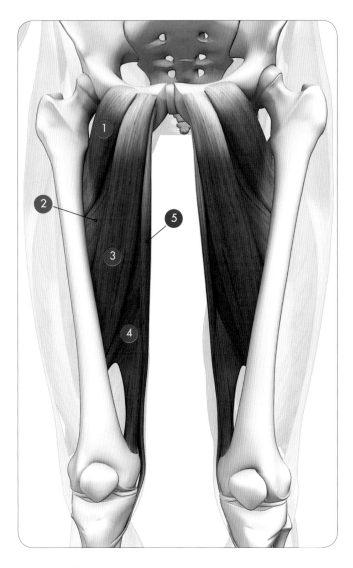

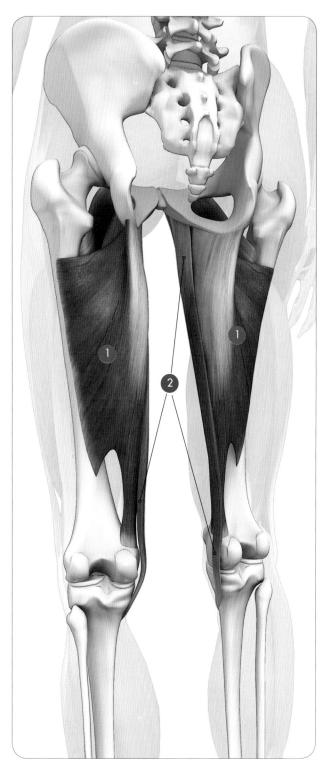

❶ 耻骨肌

　　起：耻骨
　　止：股骨粗线
　　动作：内收、外旋并协同屈曲股骨

❷ 短收肌

　　起：耻骨
　　止：股骨粗线
　　动作：内收、屈曲股骨，稳定骨盆

❸ 长收肌

　　起：耻骨
　　止：股骨粗线
　　动作：内收、屈曲股骨，稳定骨盆

❹ 大收肌

　　起：耻骨和坐骨结节
　　止：股骨粗线和股骨内上髁
　　动作：内收、外旋，同时伸展股骨

❺ 股薄肌

　　起：耻骨
　　止：胫骨内侧
　　动作：内收、屈曲髋关节，屈曲、内旋膝关节

❶ 大收肌

❷ 股薄肌

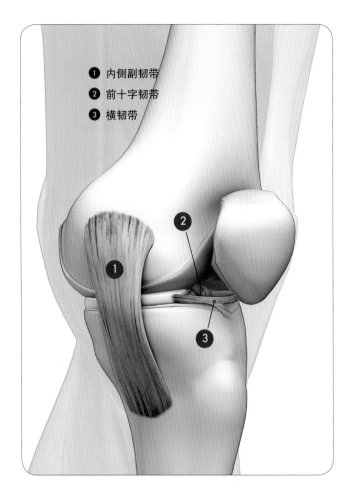

① 内侧副韧带
② 前十字韧带
③ 横韧带

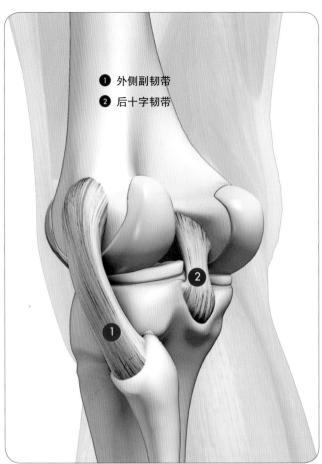

① 外侧副韧带
② 后十字韧带

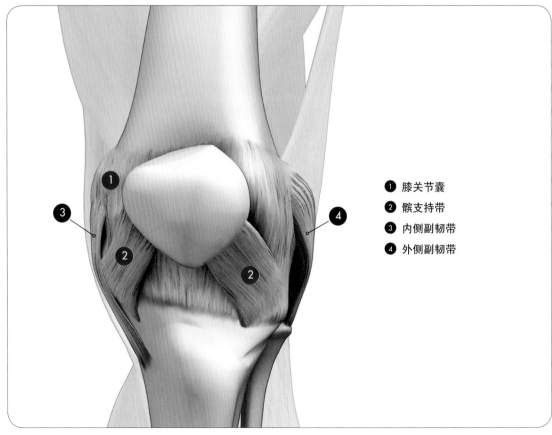

① 膝关节囊
② 髌支持带
③ 内侧副韧带
④ 外侧副韧带

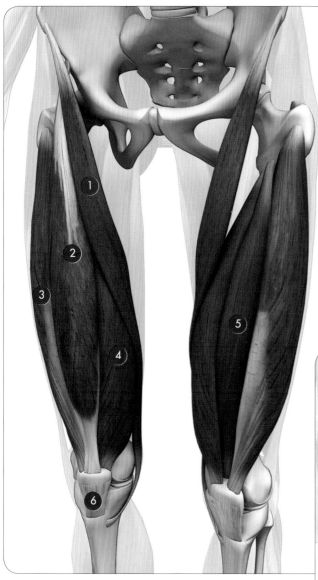

◀

①　缝匠肌

　　起：髂前上棘
　　止：胫骨内侧的鹅足肌腱
　　动作：屈曲、外展、外旋
　　　　　髋关节；屈曲、内
　　　　　旋膝关节

②　股直肌

　　起：髂前上棘
　　止：通过髌韧带与胫骨前
　　　　　侧相连
　　动作：屈曲髋关节，前倾
　　　　　骨盆，伸展膝关节

③　股外侧肌

　　起：股骨外侧

　　止：通过髌韧带与胫骨前
　　　　　侧相连
　　动作：伸展膝关节

④　股内侧肌

　　起：股骨内侧
　　止：通过髌韧带与胫骨前
　　　　　侧相连
　　动作：伸展膝关节

⑤　股中间肌

　　起：股骨前侧
　　止：通过髌韧带与胫骨前
　　　　　侧相连
　　动作：伸展膝关节

⑥　髌韧带

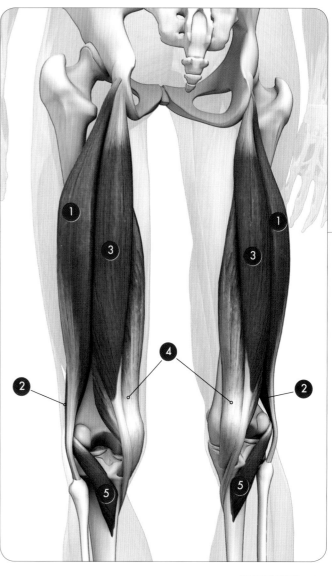

▶

①　股二头肌长头端

　　起：坐骨结节
　　止：腓骨头
　　动作：伸展髋关节，屈
　　　　　曲、外旋膝关节

②　股二头肌短头端

　　起：股骨后表面
　　止：腓骨头
　　动作：伸展髋关节，屈
　　　　　曲、外旋膝关节

③　半腱肌

　　起：坐骨结节
　　止：胫骨内侧鹅足肌腱
　　动作：伸展髋关节，屈
　　　　　曲、内旋膝关节

④　半膜肌

　　起：坐骨结节
　　止：胫骨内侧髁后方
　　动作：伸展髋关节，屈
　　　　　曲、内旋膝关节

⑤　腘肌

　　起：股骨外侧髁
　　止：膝关节下的胫骨后
　　　　　表面
　　动作：屈曲、内旋膝关节

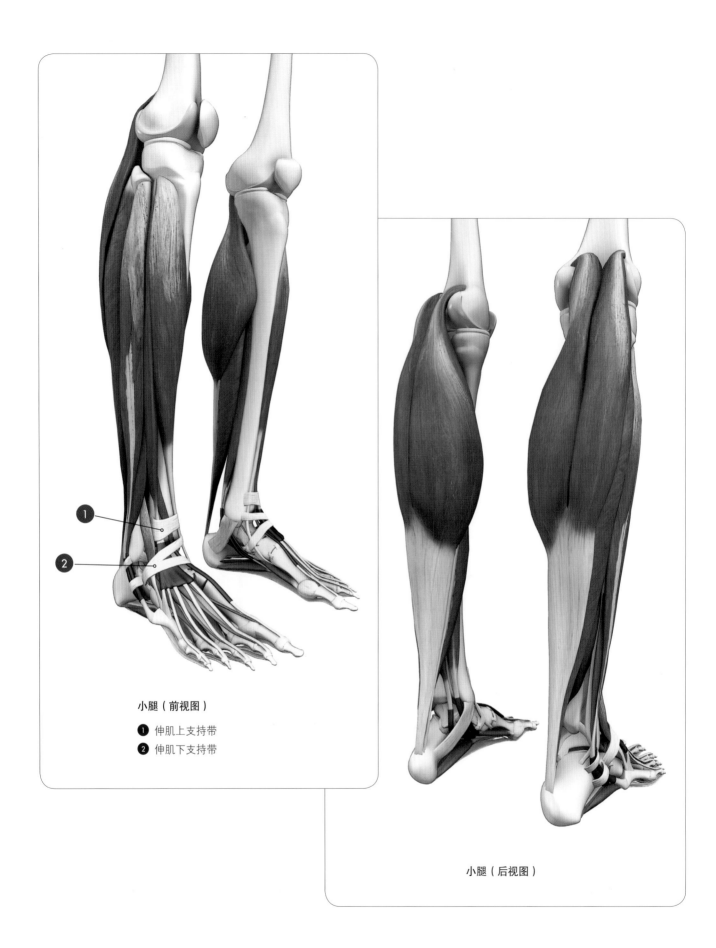

小腿（前视图）

❶ 伸肌上支持带
❷ 伸肌下支持带

小腿（后视图）

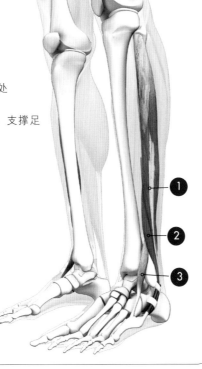

① **腓骨长肌**

起：腓骨头和腓骨外侧近端三分之二处
止：第一掌骨底部和内侧楔骨
动作：跖屈踝关节，外翻距下关节，支撑足
横弓

② **腓骨短肌**

起：腓骨侧面的远端一半处，肌间膜
止：第五跖骨底部
动作：跖屈踝关节，外翻距下关节

③ **第三腓骨肌**

起：腓骨远端正面
止：第五跖骨底部
动作：背曲踝关节，外翻距下关节

胫骨前肌

起：前胫骨的上三分之二处，骨间
膜
止：内侧楔骨、第一跖骨底部
动作：背曲踝关节，内旋距下关节

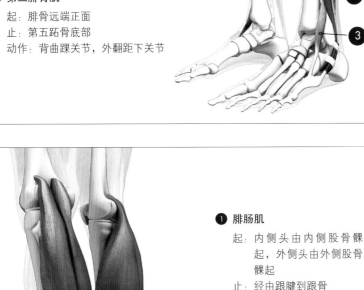

① **腓肠肌**

起：内侧头由内侧股骨髁
起，外侧头由外侧股骨
髁起
止：经由跟腱到跟骨
动作：跖屈、内翻踝关节，
屈曲膝关节

② **比目鱼肌**

起：腓骨头和腓骨颈后侧
止：经由跟腱到跟骨
动作：跖屈踝关节，内翻距
下关节

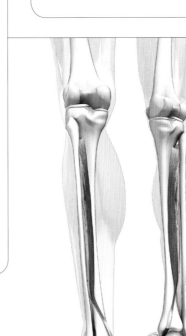

胫骨后肌

起：胫骨和腓骨间的骨间膜
止：舟状骨、楔状骨、第二至第四跖骨
动作：跖屈踝关节，内翻距下关节，支撑纵向和横向的足弓

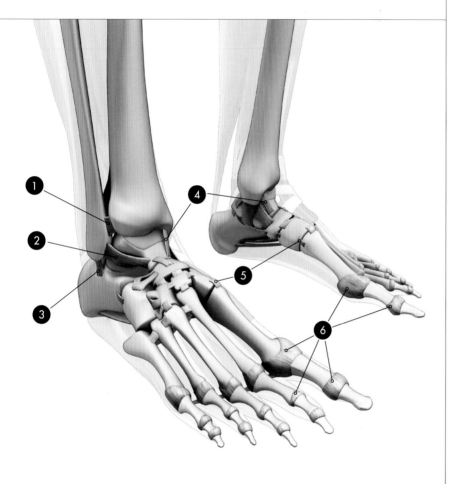

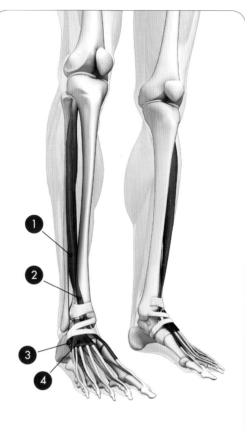

1 趾长伸肌

  起：外侧胫骨髁、腓骨头和骨间膜

  止：趾背腱膜和第二至第五脚趾的远节趾
     骨底部

  动作：背屈踝关节、外翻距下关节、伸展
     脚趾的跖趾关节和趾间关节

2 拇长伸肌

  起：腓骨内侧表面、骨间膜

  止：趾背腱膜和大脚趾远端趾骨底部

  动作：背曲踝关节、外翻距下关节、伸展
     大脚趾

3 趾短伸肌

  起：跟骨的背侧表面

  止：趾背腱膜和第二至第四脚趾的中节趾
     骨底部

  动作：伸展第二至第四脚趾的跖趾关节和
     近端指间关节

4 伸肌腱鞘膜

1 胫腓前韧带   **4** 胫距前韧带

2 距腓前韧带   **5** 背侧跗骨韧带

3 跟腓韧带   **6** 指间关节韧带

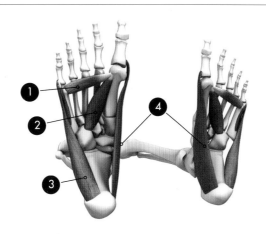

❶ 拇内收肌（横头）

起：第三至第五脚趾的跖趾关节

止：经籽骨连到大脚趾近节趾骨底部

动作：内收、屈曲大脚趾，支撑横足弓

❷ 拇内收肌（斜头）

起：第二至第四跖骨底部、外侧楔骨、骰骨

止：经籽骨连到大脚趾近节趾骨底部

动作：内收、屈曲大脚趾，支撑纵足弓

❸ 小趾展肌

起：跟骨、跖腱膜

止：小趾近节趾骨底部

动作：屈曲跖趾关节、外展小趾、支撑纵足弓

❹ 拇展肌

起：跟骨、跖腱膜

止：大脚趾近节趾骨底部

动作：屈曲、外展大脚趾，支撑纵足弓

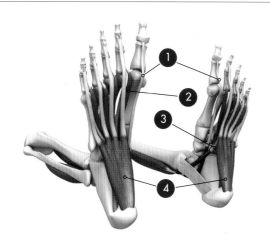

❶ 拇长屈肌

起：腓骨后表面、骨间膜

止：大脚趾远节趾骨底部

动作：跖曲踝关节、内翻距下关节、屈曲大脚趾、
　　　支撑纵足弓

❷ 蚓状肌

起：趾长屈肌肌腱内缘

止：第二至第五脚趾背腱膜

动作：屈曲跖趾关节、伸展第二至第五脚趾的趾间
　　　关节、内收脚趾

❸ 趾长屈肌

起：胫骨后表面

止：第二至第五脚趾远节趾骨底部

动作：跖曲踝关节、内翻距下关节、跖曲脚趾

❹ 趾短屈肌

起：跟骨、跖腱膜

止：第二至第五脚趾中节趾骨

动作：屈曲脚趾、支撑纵足弓

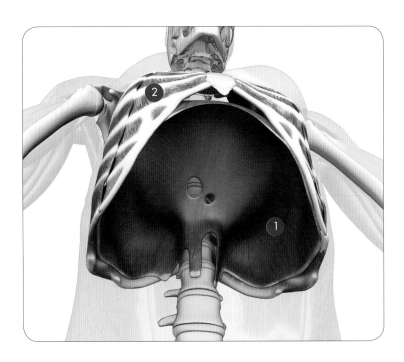

① 横膈膜

起：肋弓下缘、胸骨剑突的后表面、主动脉的
　　弓状韧带、第1~3节腰椎

止：中心腱

动作：主要的呼吸肌，协助压缩腹部

② 肋间肌

起：内肋间肌自肋骨上缘的表面起、外肋间肌
　　自肋骨下缘起

止：内肋间肌止于上一根肋骨下缘、外肋间肌
　　止于下一根肋骨上缘

动作：内肋间肌在呼气时降低肋骨、外肋间肌
　　　在吸气时抬高肋骨

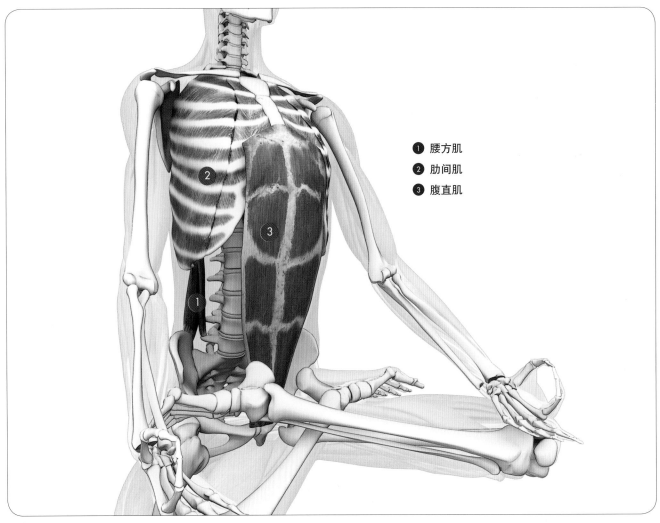

① 腰方肌

② 肋间肌

③ 腹直肌

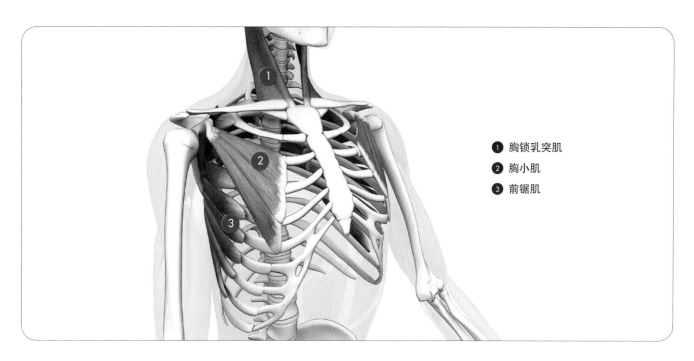

① 胸锁乳突肌

② 胸小肌

③ 前锯肌

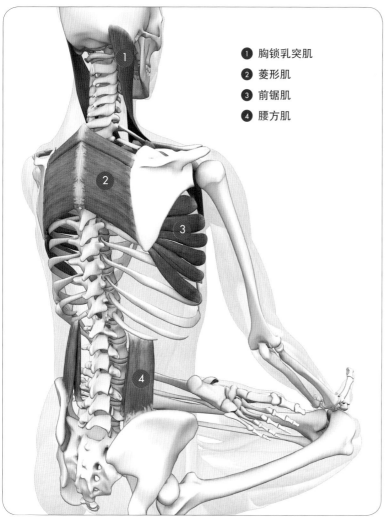

① 胸锁乳突肌

② 菱形肌

③ 前锯肌

④ 腰方肌

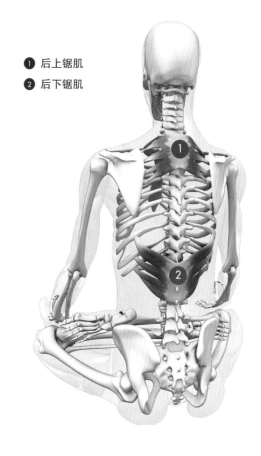

① 后上锯肌

② 后下锯肌

肌肉与韧带英文索引
INDEX OF MUSCLES AND LIGAMENTS

肌肉与韧带中文索引
INDEX OF MUSCLES AND LIGAMENTS

术语解释
GLOSSARY OF TERMS

外展 Abduction：远离身体中线。

呼吸辅助肌 Accessory muscles of breathing：附着在胸廓和胸腔上的肌肉，在呼气和吸气时，可增强横膈膜的运动。呼吸辅助肌包括菱形肌、胸肌、腰方肌、胸锁乳突肌和肋间肌等。

主动收缩肌力不足 Active insufficiency：肌肉由于被缩短或拉长而无法有效移动关节的情况。比如，在龟式中，由于髋关节完全屈曲，腰肌被缩短到无法再有效屈曲髋关节。在这种情况下，必须借助身体其他部位来发挥杠杆作用，比如将双臂从膝关节下方穿过，促进髋关节的屈曲。

内收 Adduction：接近身体中线。

主动肌 Agonist：通过收缩引起关节形成特定动作的肌肉。比如，肱肌收缩，会引起肘关节屈曲。

肺泡 Alveoli：类似囊的球状结构，其中薄薄的膜状壁是肺部气体交换的场所。

解剖学 Anatomy：研究生物结构的学科。肌肉骨骼解剖学研究骨骼、韧带、肌肉和肌腱。

拮抗肌 Antagonist：对抗主动肌运动的同时在关节附近产生反向的动作。比如，腘绳肌是股四头肌在伸展膝关节时的拮抗肌。

前倾 Anteversion：向前倾斜。

腱膜 Aponeurosis：纤维厚实的筋膜，是肌肉的附着之处。比如，腹肌附着在腹白线上，这条厚厚的腱膜位于腹部正前方。

附肢骨骼 Appendicular skeleton：包括肩关节（肩胛带）、上肢、骨盆和下肢。

体式 Asana：梵文，指瑜伽体式。

植物神经系统 Autonomic nervous system：神经系统的一部分，主要控制无意识运动，比如呼吸、心跳、血压、消化、排汗等。它分为交感神经系统（战斗与逃跑）和副交感神经系统（休息和消化）。

中轴骨骼 Axial skeleton：包括头骨、脊柱和胸廓。

收束法 Bandha：梵文，指捆绑、锁住、稳定。利用肌群的共同收缩，可在瑜伽体式中形成收束。

生物力学 Biomechanics：将机械物理学运用在身体上。比如，收缩肱二头肌，屈曲肘关节。

腕骨 Carpals：腕关节的骨头，包括舟状骨、月状骨、三角骨、钩骨、头状骨、小多角骨和大多角骨。

重心 Center of gravity：物体重量分布的中心，也是该物体的平衡点。

重心投射 Center of gravity projection：向下并远离身体的重力延伸。比如在战士第三式中，重心通过手臂和后脚投射出去，使姿势保持平衡。

脉轮 Chakra：细微身内的轮状中心或者能量的集中点。脉轮可能对应着神经丛，比如，第一、第二脉轮就对应腰骶神经丛。

闭链收缩/运动 Closed chain contraction/movement：肌肉起端移动，止端静止。比如，三角式中腰肌收缩以使躯干屈曲，就是闭链运动。

共同收缩/共同启动 Co-contraction/co-activation：同时收缩主动肌和拮抗肌以保持关节稳定。比如，同时启动腓骨长肌、腓骨短肌和胫骨后肌，能使踝关节稳定。

核心肌群 Core muscles：包括腹横肌、腹内外斜肌、腹直肌、竖脊肌、腰肌、臀大肌和盆膈。

凝视点 Drishti：梵文，指视线的焦点。

离心收缩 Eccentric contraction：肌肉伸长，同时产生张力（收缩）。

竖脊肌 Erector spinae：包括三块与脊柱平行的深层背部肌肉，分别是棘肌、最长肌和髂肋肌。

外翻 Eversion：足底面（经由踝关节）朝着远离身体中线的方向翻转（足底朝向外侧）。这会同时使前足旋前。

伸展 Extension：增加骨骼各部分之间空间和距离的关节运动。

促进牵伸 Facilitated stretching：一种高强度伸展方式，肌肉先充分伸展到设定长度，然后收缩肌肉一段时间。这会刺激高尔基腱器官，从而产生"放松反应"，使肌肉放松、拉长。这种方式也被称为本体感觉神经肌肉促进法（PNF）。

筋膜 Fascia：包裹在肌肉外层，区隔及连接各块肌肉的结缔组织。筋膜还可形成用于肌肉附着的腱膜。

屈曲 Flexion：减少骨骼各部分之间空间和距离的关节运动。

浮肋 Floating ribs：向后连接脊椎骨、向前附着于肋软骨上的五对肋骨。

前足 Forefoot：足部末梢部位，与中足相连，由跖骨和趾骨（以及相应的关节）组成。前足的动作包括脚趾的屈曲和伸展，以及足弓的加深。

盂肱关节 Glenohumeral joint：肱骨头（球）与肩胛骨关节窝连接处的球窝滑膜关节。

高尔基腱器官 Golgi tendon organ：位于肌肉和肌腱连接处的感受器，能检测肌肉张力的变化并将信息传递给中枢神经系统，从而返回"放松信号"，使肌肉舒张，保护肌腱，防止肌腱被扯离骨骼。高尔基腱器官在本体感觉神经肌肉促进法（PNF）和促进牵伸中都扮演重要角色。

后足 Hindfoot：通常指跟骨和距骨。后足的关节为距下关节，负责足部的内翻和外翻动作。比如，在战士第一式中，后腿的后足就是内翻的动作。

髂胫束 Iliotibial tract：沿着大腿外侧一路延伸下来的纤维状筋膜组织，最后融入膝关节囊侧面。髂胫束是阔筋膜张肌和部分臀大肌的附着之处。

撞击现象 Impingement：缩小或侵占两块骨头之间的空间的现象，可导致疼痛和炎症。比如，椎间盘突出可导致神经根受压迫；肱骨头和肩峰撞击会导致肩部疼痛。

止端 Insertion：肌肉（通过肌腱）连接骨头的远端附着点，与起端相比，通常远离身体中线并且动作更多。

内翻 Inversion：足底面转向身体中线。这会同时使前足旋后。

等长收缩 Isometric contraction：肌肉产生张力，但不缩短，骨骼也不活动。

等张收缩 Isotonic contraction：肌肉缩短，并在运动过程中保持张力不变。

行动 Kriya：梵文，指动作或活动。

杠杆作用 Leverage：利用杠杆长度创造一种力学上的优势。比如说，在三角扭转伸展式中，将手放在足部外侧，使用手臂的长度作为杠杆以转动身体。

肌力作用线 Line of action：力量作用或者通向身体的一条假想线。比如说，在三角侧伸展式中，有一条作用线是从指尖伸展到足跟。

掌骨 Metacarpals：位于腕骨（腕关节）和手指之间的区域，即手掌心的五块骨头。

中足 Midfoot：足部的中间区域，位于前足和后足之间。中足由舟状骨、骰骨和三块楔骨组成。作用是协助前足旋后和旋前。

手印 Mudra：梵文，指封印，与收束类似。通常搭配手势，用特定方式将指尖收拢。其他类型的"手印"则是通过将身体的多个收束相结合而形成。

肌梭 Muscle spindle：肌腹内检测肌肉长度和张力变化的感受器。肌梭发出的信号传递到中枢神经系统，中枢神经系统命令肌肉收缩，以对抗伸展运动。这种反射作用能防止肌肉撕裂。

开链收缩/运动 Open chain contraction/movement：肌肉止端移动，起端静止。比如，在战士第二式中三角肌收缩从而抬起手臂的动作就是开链运动。

起端 Origin：肌肉（通过肌腱）连接骨头的近端附着点，与止端相比，通常离身体中线更近，动作较少。

扭转 Parivrtta：梵文，一个体式的旋转、扭转或翻转的变化式。比如，三角扭转伸展式就是三角式的扭转变化式。

骨盆带 Pelvic girdle：指髂骨、坐骨、耻骨和耻骨联合。

生理学 Physiology：研究生物机能的学科。大多数生理学过程是在无意识状态下发生的，但可受意识影响，比如呼吸和促进牵伸。

背部运动链 Posterior kinetic chain：由一组在身体背部互相关联的韧带、肌腱和肌肉组成，包括腘绳肌、臀大肌、竖脊肌、斜方肌、背阔肌和三角肌后束。

调息法 Pranayama：一门控制呼吸的瑜伽艺术。

原动肌 Prime mover：收缩后直接产生特定动作的肌肉。比如，股四头肌收缩直接引起膝关节伸展。该词有时等同于"主动肌"。

桡侧偏移 Radial deviation：手往食指方向或远离身体中线的方向倾斜。

交互抑制 Reciprocal inhibition：大脑向主动肌发出信号使其收缩，同时也给拮抗肌对抗收缩的信号，使拮抗肌放松的现象。该生理学过程完全不受意识控制。

后倾 Retroversion：向后倾斜。

旋转 Rotation：绕纵轴的关节运动。比如，在摊尸式中，外旋肱骨以翻转手掌向上。

肩胛肱骨节律 Scapulohumeral rhythm：盂肱关节和肩胛胸廓关节同时作用，从而外展、屈曲肩关节的过程。比如，在上手掌合式中将双臂举过头的过程中就有肩胛肱骨节律发生。

肩胛带 Shoulder girdle：指锁骨和肩胛骨。

协同肌 Synergist：协助和微调主动肌或原动肌动作的肌肉。协同肌也可用于产生相同的动作，但效果不如主动肌明显。比如，在屈曲髋关节中，耻骨肌则为腰肌的协同肌。

真肋 True ribs：向后连接脊椎骨、向前连接胸骨的七对肋骨。

尺侧偏移 Ulnar deviation：手往小指方向或靠近身体中线的方向倾斜。

梵文发音与体式索引
SANSKIRT PRONUNCIATION AND POSE INDEX

梵文体式名称	梵文发音	中文体式名称	页码
Adho Mukha Svanasana	[AH–doh MOO–kah shvah–NAHS–anna]	下犬式	40
Ardha Uttanasana	[ARE–dah OOT–tan–AHS–ahna]	半站立前曲式	44, 50
Ardha Chandrasana	[ARE–dah chan–DRAHS–anna]	新月式	108, 114, 128
Ardha Matsyendrasana	[ARE–dah MOT–see–en–DRAHS–anna]	半鱼王式	162
Baddha Konasana	[BAH–dah cone–NAHS–anna]	束角式	47, 72
Bakasana	[bahk–AHS–anna]	乌鸦式	51
Bhujapidasana	[boo–jah–pi–dah–sana]	眼镜蛇式	50
Chaturanga	[chaht–tour–ANG–ah]	鳄鱼式	36, 44, 46, 48, 50, 52
Dandasana	[don–DAHS–anna]	手杖式	18, 42, 43, 46, 48, 52, 53
Dhanurasana	[don–your–AHS–anna]	弓式	49
Eka Pada Sarvangasana	[aa–KAH pah–DAH Sar–van–GAHS–anna]	单腿肩倒立式	53
Garudasana	[gah–rue–DAHS–anna]	鸟王式	160
Halasana	[hah–LAHS–anna]	犁式	52, 53
Janu Sirsasana	[JAH–new shear–SHAHS–anna]	头碰膝前曲伸展式	47
Kurmasana	[koohr–MAH–sah–nah]	龟式	17 - 20, 47
Marichyasana III	[mar–ee–chee–AHS–anna]	圣哲玛里琪三式	49
Natarajasana	[not–ah–raj–AHS–anna]	舞王式	21
Parivrtta Ardha Chandrasana	[par–ee–vrt–tah are–dah chan–DRAHS–anna]	扭转半月式	146, 174
Parivrtta Parsvakonasana	[par–ee–vrt–tah parsh–vah–cone–AHS–anna]	扭转侧伸展式	15, 45, 140, 146
Parivrtta Trikonasana	[par–ee–vrit–tah trik–cone–AHS–anna]	三角扭转伸展式	17, 45, 114, 134, 146, 148
Parsva Bakasana	[PARSH–vah bahk–AHS–anna]	侧乌鸦式	51
Parsva Halasana	[PARSH–vah hah–LAHS–anna]	侧犁式	53
Parsvottanasana	[pars–VOH–tahn–AS–ahna]	加强侧伸展式	9, 45, 114, 120
Paschimottanasana	[POSH–ee–moh–tan–AHS–anna]	坐立前曲式	46, 47, 66
Pincha Mayurasana	[pin–cha my–your–AHS–anna]	孔雀起舞式	51
Prasarita Padottanasana	[pra–sa–REE–tah pah–doh–tahn–AHS–anna]	双角式	17, 19, 45, 154, 160
Purvottanasana	[purvo–tan AHS–Ahna]	反台式	49
Sarvangasana	[sar–van–GAHS–anna]	肩倒立式	52

Savasana	[shah–VAHS–anna]	摊尸式	4, 50, 52, 53, 169
Setu Bandha	[SET–too BAHN–dah]	桥式	48, 168, 169
Sirsasana	[shir–SHAHS–anna]	头倒立式	51
Surya Namaskar	[sur–YAH–nah mass–KAR]	拜日式	44, 46
Tadasana	[tah–DAS–anna]	山式	32, 42, 44, 46, 50, 56, 71, 87, 116, 127
Triang Mukhaikapada Paschimottanasana	[tree–AWN–guh moo–KA–eh–ka–paw–duh POSH–ee –moh tun AWS ah–nah]	半英雄坐前曲伸展式	47
Upavistha Konasana	[oo–pah–VEESH–tah cone–AHS–anna]	坐角式	47
Urdhva Dhanurasana	[OORD–vah don–your–AHS–anna]	轮式	48, 49
Urdhva Hastasana	[oord–vah hahs–TAHS–anna]	上手掌合十式	44, 50, 56
Urdhva Mukha Svanasana	[OORD–vah MOO–kah shvon–AHS–anna]	上犬式	38
Utkatasana	[OOT–kah–TAHS–anna]	幻椅式	9, 82
Uttanasana	[OOT–tan–AHS–ahna]	站立前曲式	7, 34, 36, 44, 45, 50, 64
Utthita Hasta Padangusthasana	[oo–TEE–tah – ha–sta–pah–don–GOO–stah–sa–na]	单腿站立手抓大脚趾式	76
Utthita Parsvakonasana	[oo–TEE–tah parsh–vah–cone–AHS–anna]	三角侧伸展式	7, 8, 45, 102, 108, 174, 185
Utthita Trikonasana	[oo–TEE–tah trik–cone–AHS–anna]	三角伸展式	6, 88
Viparita Karani	[vip–par–ee–tah car–AHN–ee]	靠墙倒箭式	169
Virabhadrasana I	[veer–ah–bah–DRAHS–anna]	战士第一式	8, 120
Virabhadrasana II	[veer–ah–bah–DRAHS–anna]	战士第二式	94, 103, 108, 120
Virabhadrasana III	[veer–ah–bah–DRAHS–anna]	战士第三式	94, 128
Vrksasana	[vrik–SHAHS–anna]	树式	70, 84

瑜伽梵文术语	梵文发音	中文名称	页码
Asana	[AHS–anna]	体式	214
Ashtanga	[UHSSH–TAWN–gah]	阿斯汤加瑜伽	52
Bandha	[bahn–dah]	收束法	214
Chakra	[CHUHK–ruh]	脉轮	1, 48, 50, 52, 112, 128
Drishti	[dr–ISH–tee]	凝视点	4
Hatha	[huh–tuh]	哈他瑜伽	1, 4
Jalandhara Bandha	[jah–lahn–DHA–rah bahn–dah]	收颌收束法	53
Kriya	[kr–EE–yah]	行动、活动	17
Mudra	[MOO–drah]	手印	216
Mula Bandha	[moo–lah bahn–dah]	会阴收束法	9, 87
Namast é	[nah–moss–te (te rhymes with day)]	感恩	114, 116, 119
Pranayama	[PRAH–nah–yama]	呼吸法	31
Udyana Bandha	[oo–dee–YAH–nah BAHN–dah]	收腹收束法	——
Ujjayi	[oo–jy (jy rhymes with pie)–ee]	胜利式呼吸	27, 30, 103
Vinyasa	[vin–YAH–sah]	串联动作	27
Yoga	[YO–gah]	瑜伽	——

中英文体式名称索引
CHINESE & ENGLISH POSE INDEX

出版后记

在瑜伽垫上跟随老师做各种体式动作时，是否只在机械模仿，认为只要做到位就会对身体有好处？在练习瑜伽的过程中，有没有动作做不到位还额外带来肌肉酸痛、扭伤甚至劳损的情况？如果不了解身体结构和肌群状况，你的瑜伽训练将会是盲目而无效的。只是专注于动作的精确度、呼吸的节奏时，你很可能忽略了肌群、关节的潜能与局限。

学习和了解自己的身体结构、人体解剖学和生物力学的情况下，你的训练才能健康、安全且富有成效；只有全面了解肌群在瑜伽动作中的关联，熟悉了每一块肌肉在瑜伽体式中收缩、伸展的规律，你才真正迈入了瑜伽的世界。

《精准瑜伽解剖书》丛书系列旨在帮助读者通过解剖学和生理学等更近一步理解瑜伽与骨骼、肌肉之间的关联，以及每一种体式对应牵扯到的肌群和关节运动。丛书按照瑜伽体式进行分类，在本书里，流瑜伽及站姿体式将成为你要学习的入门体式，掌握关键概念之后，通过流瑜伽的基础体式衔接，帮助呼吸、节奏和动作协调一致，进行练习热身。之后以站姿体式再使你集中练习强化下半身，为之后的体式学习打好基础。担心自己看不懂肌肉或骨骼关节术语？没关系，书后也附有对应肌肉及骨骼的动作索引与术语解释，还配上解剖图解，使得专业性知识学习不再难！

无论你是刚接触瑜伽的小白，还是练习中遇到瓶颈阻碍的瑜伽达人，在本书中都会找到对应问题的解剖学解释，来帮助你开拓视野、对症下药。更重要的是，安全、精准地进行瑜伽练习，使自身变得健康、充满活力！

服务热线：133-6631-2326　188-1142-1266

服务信箱：reader@hinabook.com

后浪出版公司

2017年9月

本中文简体版由银杏树下（北京）图书有限责任公司版权引进。

版权登记号　图字　01-2017-5722

图书在版编目（CIP）数据

精准瑜伽解剖书 . 1，流瑜伽及站姿体式 /（美）瑞隆 (Ray Long) 著；牟延晨译 . — 北京：中国华侨出版社，2017.9（2020.5 重印）

ISBN 978-7-5113-6998-7

Ⅰ . ①精… Ⅱ . ①瑞… ②牟… Ⅲ . ①瑜伽—基本知识 Ⅳ . ① R793.51

中国版本图书馆 CIP 数据核字 (2017) 第 174767 号

精准瑜伽解剖书 1：流瑜伽及站姿体式

著　　者：[美]瑞　隆
译　　者：牟延晨
出 版 人：刘凤珍
责任编辑：笑　年
筹划出版：银杏树下
出版统筹：吴兴元
营销推广：ONEBOOK
装帧制造：墨白空间・张静涵
经　　销：新华书店
开　　本：889mm×1194mm　　1/16　　印张：14.5　　字数：130 千字
印　　刷：雅迪云印（天津）科技有限公司
版　　次：2017 年 10 月第 1 版　　2020 年 5 月第 4 次印刷
书　　号：ISBN 978-7-5113-6998-7
定　　价：88.00 元

中国华侨出版社　北京市朝阳区静安里 26 号通成达大厦 3 层　邮编：100028
法律顾问：陈鹰律师事务所
发 行 部：（010）64013086　　　传真：（010）64018116
网　　址：www.oveaschin.com　　E-mail：oveaschin@sina.com

后浪出版咨询(北京)有限责任公司
未经许可，不得以任何方式复制或抄袭本书部分或全部内容
版权所有，侵权必究
如有质量问题，请寄回印厂调换。联系电话：010-64010019